NAIL ART

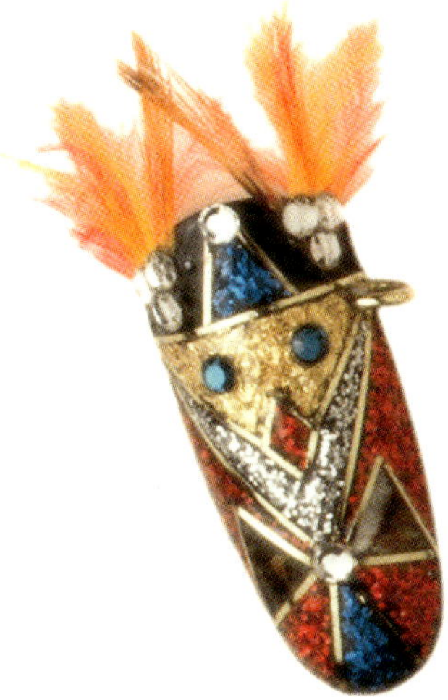

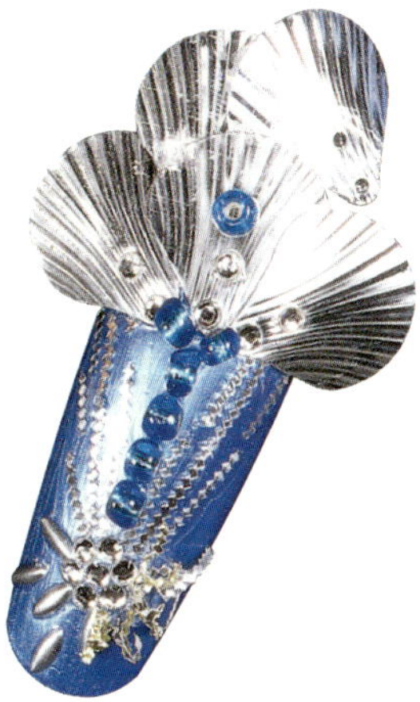

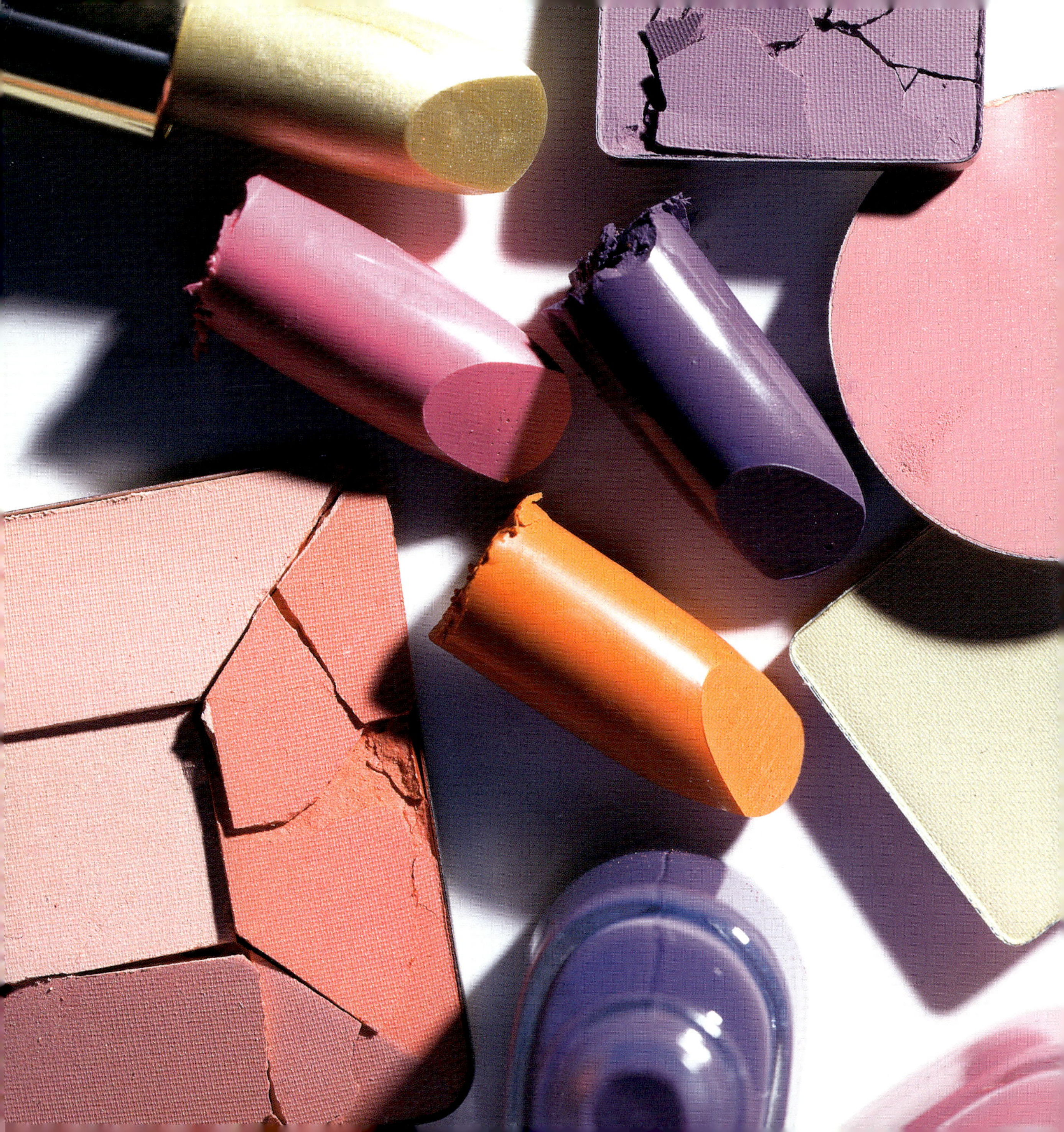

Monika Bückmann

NAIL ART

WITZIG, KNALLIG, AUSGEFALLEN
ORIGINELLE DESIGNS
SCHRITT FÜR SCHRITT ZUM SELBERMACHEN

FALKEN

Im FALKEN Verlag sind zahlreiche Titel zum Thema Schönheit erschienen. Sie sind überall dort erhältlich, wo es Bücher gibt.

Sie finden uns im Internet: **www.falken.de**

Der Text dieses Buches entspricht den Regeln der neuen deutschen Rechtschreibung.

Dieses Buch wurde auf chlorfrei gebleichtem und säurefreiem Papier gedruckt.

Wir danken der Firma Light Concept Nails Wilde Cosmetics für die freundliche Unterstützung bei den Fotoarbeiten für die Seiten 72 – 83.

ISBN 3 8068 7497 2

Umschlaggestaltung: Rincón² Design & Produktion GmbH, Köln
Titelbild: report Bilderdienst GmbH, München/Michael Leis
Redaktion: Sabine Weeke
Layout: Horst Bachmann

Satz: FALKEN Verlag, Niedernhausen/Ts.
Druck: Appl, Wemding

817 2635 4453 6271

Bildnachweis:

action press, Hamburg: Seite 25 re oben (Richard Young), 25 re unten (Branson); **AKG,** Berlin: Seite 24 li (Jean-Louis Nou); **American Nails Ileana Schnell Cosmetics GmbH,** München: Seite 41, 43; **alessandro GmbH Cosmetics,** Langenfeld: Seite 1 li, 6 li oben, 7 li, 8, 24/25 Hintergrund, 30, 40/41 Hintergrund, 54, 60/61 Hintergrund, 61 re, 62, 68 unten, 69 alle, 70 alle, 84 alle, 87 li unten, 87 re oben und Mitte, 88 unten, 89, 90 alle, 92/93 Hintergrund, 92 re unten, 93 alle, 108/109 Hintergrund; **Deutsche Revlon,** Düsseldorf: Seite 12 Mitte; **FALKEN Archiv:** Seite 19, 72 – 83; **Helena Rubinstein,** Düsseldorf: Seite 104; **Lancôme,** Bonn: Seite 29, 39; **Light Concept Nails Wilde Cosmetics GmbH,** Eltville/Rhein: Seite 1 re, 21, 64 oben, 65, 71 alle, 85 alle, 87 re unten, 91 alle; **Maha Nail M. Odenthal,** Köln: Seite 44, 49 alle, 51 alle, 52, 56, 57, 59, 66, 88 re oben; **Miami Nails,** Rodgau: Seite 64 unten, 92 li oben; **Müller & Schmidt Pfeilringwerk GmbH & Co. KG,** Solingen: Seite 24/25 Mitte; **Phas,** Bruchsal: Seite 9, 32, 40 re oben, 47, 50, 53; **report Bilderdienst GmbH,** München: Seite 2 (Th. v. Salomon), 6 li unten (Th. v. Salomon), 7 re (M. Leis), 10 (M. Leis), 11 (M. Leis), 12 oben (M. Leis), 12 unten, 13 oben (M. Leis), 13 Mitte (A. Pesel), 13 unten (G. Klepka), 14 (A. Pesel), 15 (J. Steffens), 17 (A. Pesel), 18 li (M. Brauner), 18 re unten, 22 (Lars Matzen), 23 (H. Hopp), 26 (Th. v. Salomon), 27 (P. Pfander), 28 (Th. v. Salomon), 31 (M. Leis), 34 (P. Pfander), 35 (T. Lang), 36 (M. Leis), 37 alle (M. Leis), 38 alle (M. Leis), 40 li (P. Pfander), 45 alle (M. Leis), 46 alle (M. Leis), 48 (G. Klepka), 55 (M. Leis), 58 (M. Leis), 60 li (Sarkis Gazaryan), 60/61 Mitte (G. Klepka), 68 oben (Th. v. Salomon), 94 (M. Leis), 95 (M. Leis), 96 (Chr. Mai), 97 alle (M. Leis), 98 (Th. v. Salomon), 100, 101 (M. Leis), 102 (G. Minischetti), 103 (M. Leis), 105 (M. Leis), 106 alle (M. Leis), 107 (M. Leis), 108 li oben (M. Leis), 108/109 Mitte (Th. v. Salomon), 109 re oben (J. Steffens), 110 (M. Leis); **Ullstein Bilderdienst, Berlin/Ullstein Reuters AG:** Seite 86; **Yves Saint-Laurent,** München: Seite 6 re oben, 33, 42, 63, 67, 99

Vorwort

Von Nägeln handelt dieses Buch – wie man sie pflegt, wie man sie schützt und vor allem wie man sie schmückt. Das Färben und Verzieren der Fingernägel hat genau wie das Make-up und das Haarefärben eine lange Tradition. Kein Wunder, denn die Hände stehen natürlich ebenso sehr im Blickpunkt wie Haare und Gesicht.

Dass das Interesse an schönen Nägeln in den letzten Jahren besonders stark gewachsen ist, weiß niemand besser als Silvia Troska von der Firma alessandro, die die Nail Art in Deutschland populär machte: „Als ich vor 20 Jahren die Nagelmodellage in Amerika entdeckte, behandelte man in Europa die Nägel noch etwas stiefmütterlich. Heute hingegen sind gesunde, gepflegte Nägel auch hier ein absolutes ‚Muss' für kosmetisch bewusste Frauen."

Besonders die Nail Art kann die Beschäftigung mit Ihren Nägeln zu einem entspannenden und kreativen Erlebnis werden lassen. Lassen Sie sich von unserem Buch zu fantasievollen, eigenen Kunstwerken anregen – ich wünsche Ihnen viel Spaß dabei!

Monika Bückmann

INHALT

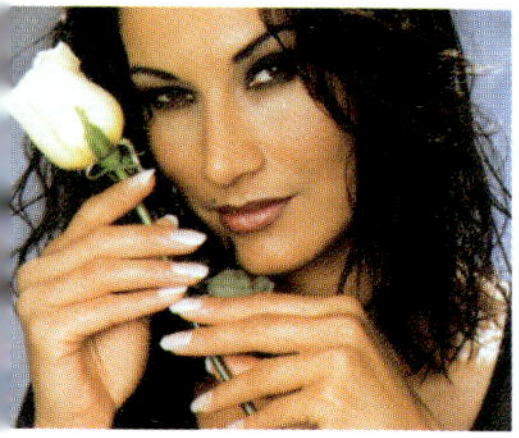

DIE NÄGEL 9

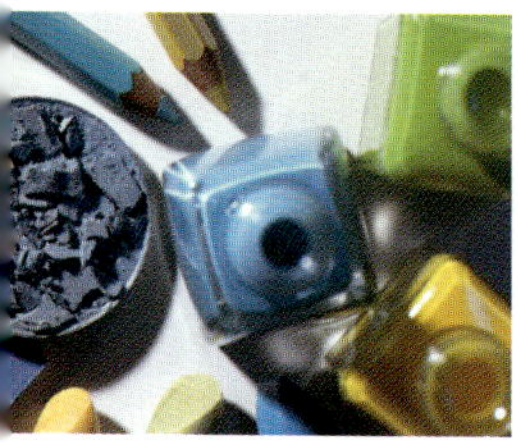

NAGELLACK 27

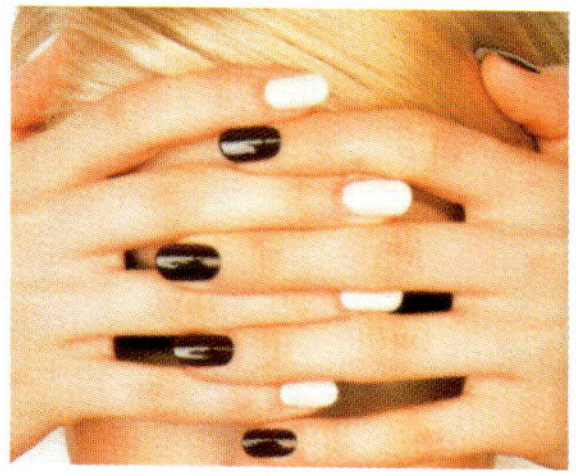

KUNSTNÄGEL 43

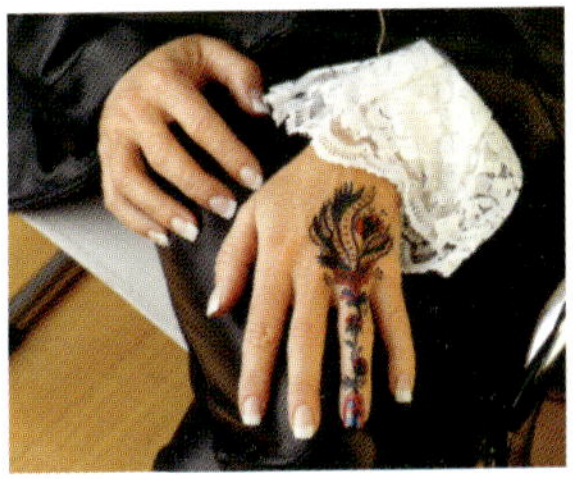

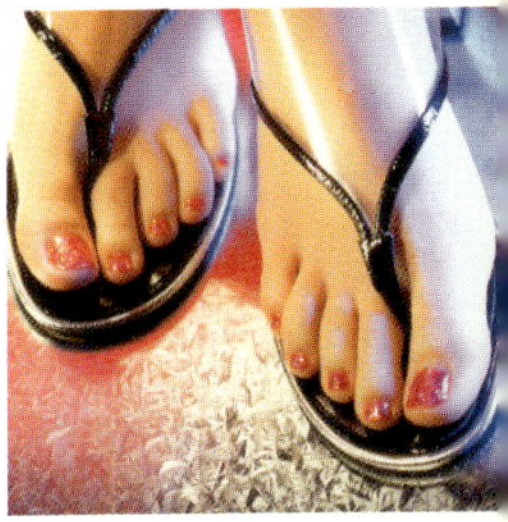

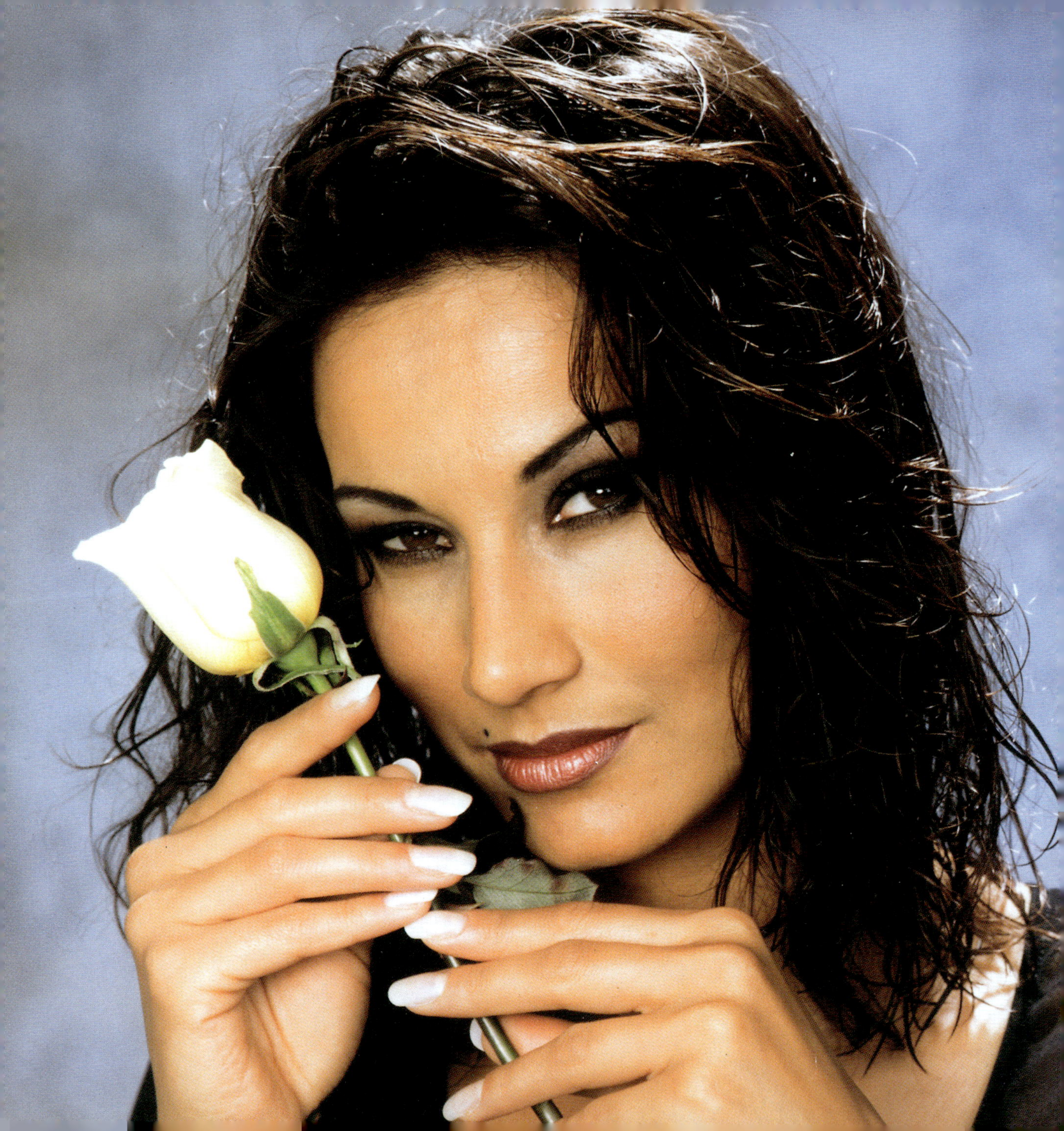

DIE NÄGEL

GEPFLEGT BIS IN DIE FINGERSPITZEN
GLÄNZENDE HIGHLIGHTS

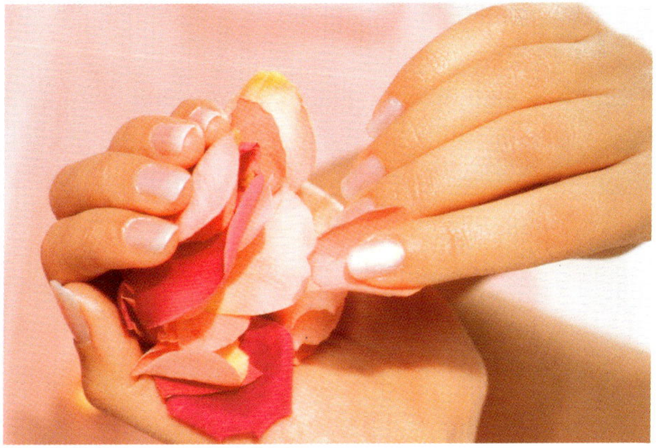

Maniküre – klassisch, aber mit Pep

Verwöhnen Sie Ihre Nägel einmal wöchentlich mit einer sorgfältigen Maniküre. Regelmäßige Pflege hilft auch bei kleineren Nagelproblemen.

Nichts wird so häufig vorgezeigt wie unsere Hände. Sie begrüßen Freunde und Bekannte, Sie unterstreichen unsere Worte in Gesten und arbeiten außerdem häufig unter extremen Bedingungen, in Hitze und Kälte, im Wasser oder mit scharfen Putzmitteln. Damit die Nägel trotzdem in Bestform bleiben, sollten Sie ihnen jede Woche 30 Minuten widmen. Denn länger dauert eine gute Maniküre nicht.

KUGELN massieren die Innenflächen der Hände und damit wichtige Akupunkturpunkte

Das brauchen Sie

Die wichtigsten Werkzeuge für die Maniküre sind Nagelschere, Nagelclipser, Hautzange, Holzstäbchen, Feilen und Nagelbürste. Kaufen Sie gute Instrumente, die scharf geschliffen sind und nicht so schnell stumpf werden. Es lohnt sich, hier etwas mehr Geld auszugeben, weil die Nägel beim Kürzen mit gutem Werkzeug weniger leicht splittern und auch die Nagelhaut beim Schneiden unverletzt bleibt.

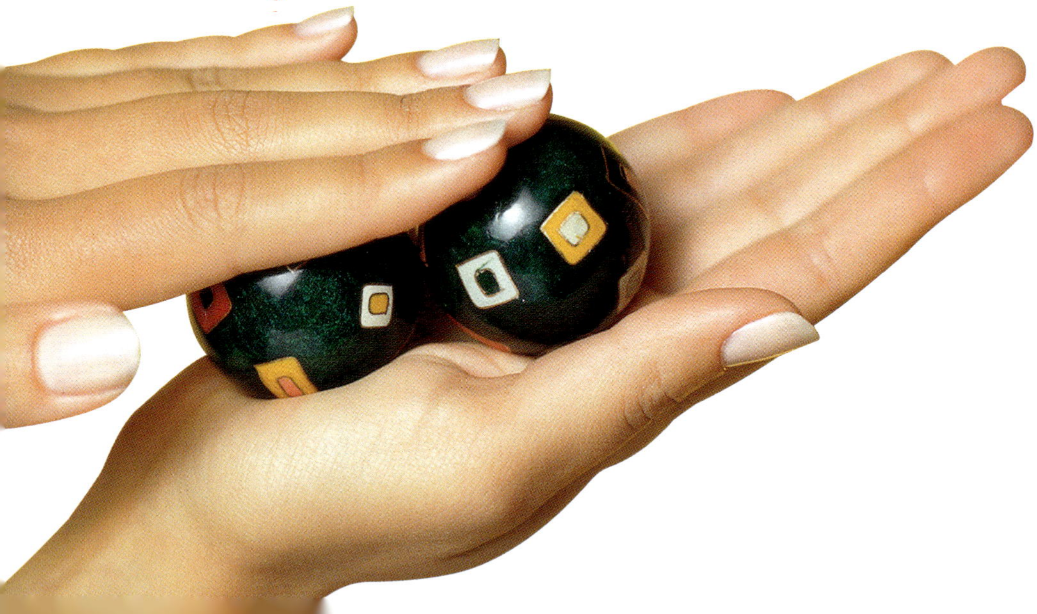

Komplette Maniküre-Sets im Etui sind besonders praktisch, weil sie alles Notwendige enthalten; es gibt aber alle Instrumente auch einzeln zu kaufen. Sie erhalten sie in Drogerien, Kaufhäusern, Parfümerien und Apotheken.

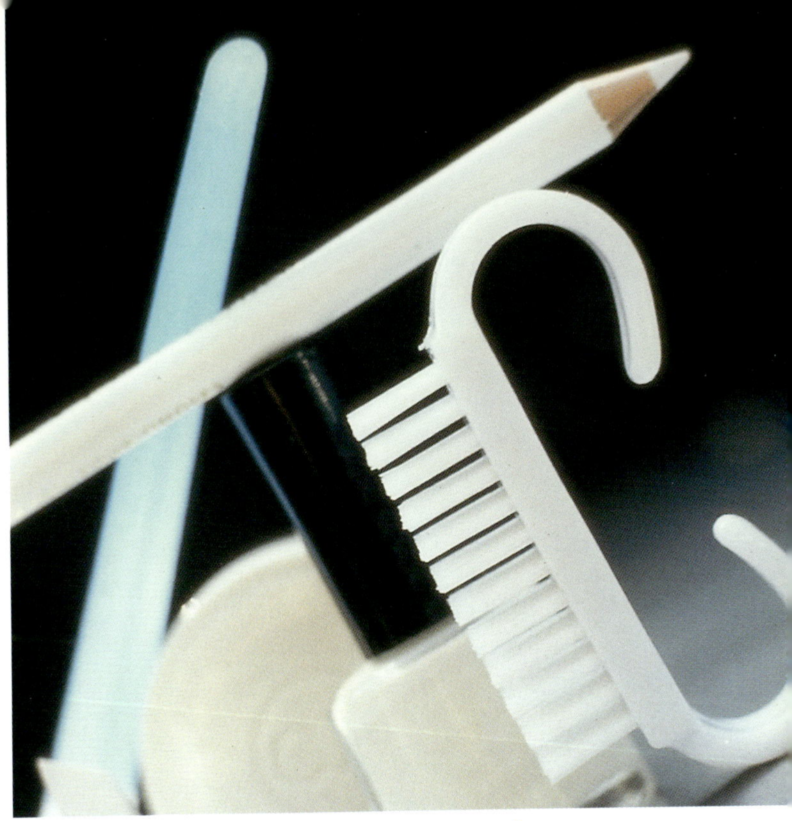

Die Grundausstattung

■ ***Nagelschere oder Nagelclipser*** Eines der beiden Instrumente brauchen Sie, um die Nägel auf eine Basislänge zu kürzen. Bei sehr starken Nägeln (auch für die Fußnägel) ist der Knipser besser geeignet.

■ ***Hautzange*** Dieses Präzisionsinstrument knipst überstehende Nagelhaut ab. Eine Hautzange erledigt dies vorsichtiger als eine spitze Hautschere.

■ ***Holzstäbchen oder Pferdefüßchen*** Die flache Seite des Hölzchens schiebt die Nagelhaut vorsichtig zurück. Mit dem spitzen Ende lassen sich die Nägel reinigen. Das Holzstäbchen ist härter als das Pferdefüßchen aus Gummi, mit dem sich besonders empfindliche Nagelhaut noch schonender zurückschieben lässt.

■ ***Feilen*** Diamant-, Rubin-, Keramik- oder Saphirfeilen sind körniger und eignen sich für feste Nägel. Sandblattfeilen sind feiner und werden für weiche Nägel empfohlen. Praktisch sind Feilensets, die erst die Oberfläche „peelen“, dann ebnen und zuletzt versiegeln bzw. polieren.

■ ***Nagelbürste*** Die brauchen Sie nicht nur für die Maniküre, sondern auch täglich zum Reinigen der Nägel. Wählen Sie möglichst eine weiche Bürste: Damit verletzen Sie die Nagelhaut nicht.

FÜR DIE MANIKÜRE:
Feile, Nagelbürste, Nagelweißstift, Unterlack

Schritt für Schritt gepflegte Nägel

1

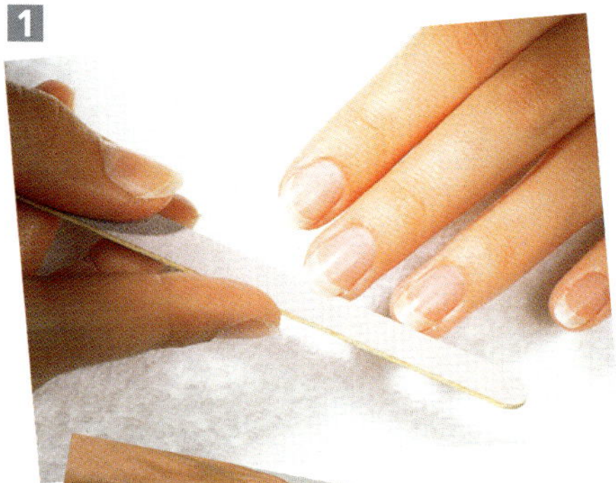

2

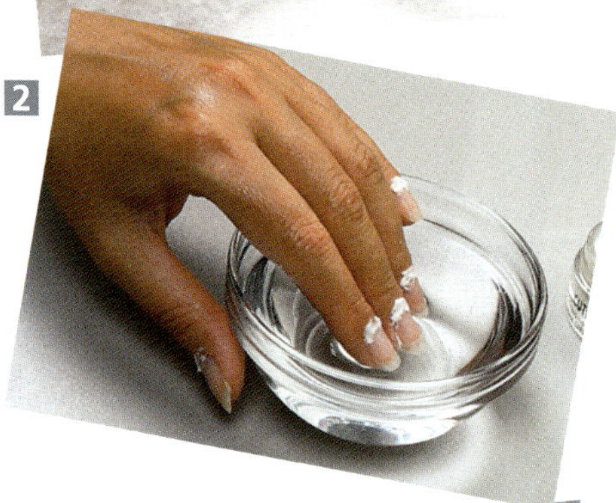

3

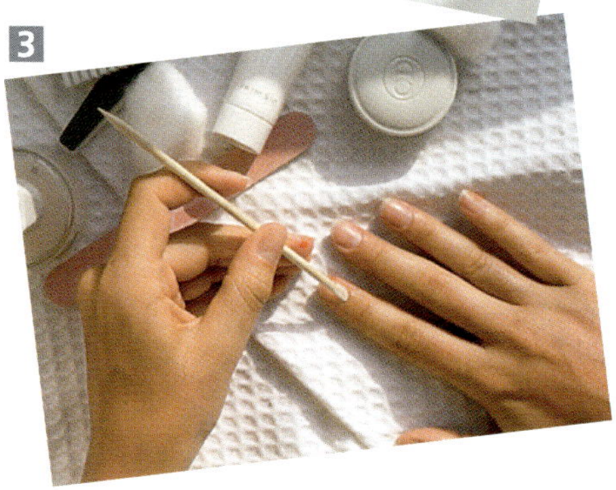

1 ***Feilen:*** Die Nägel werden immer in eine Richtung und von den Seiten zur Mitte gefeilt. Setzen Sie die Feile dabei im rechten Winkel gegen die Nagelkante an. Die Ecken nicht zu tief feilen, denn der Nagel kann dann leichter einreißen.

2 ***Einweichen:*** Das Eintauchen der Nägel in lauwarmes Seifenwasser weicht die Nagelhaut auf. So lässt sie sich ganz leicht zurückschieben. Sie können zum Aufweichen aber auch einen Nagelhautlöser (Cuticle Remover) benutzen: Die Lösung mit dem Pinsel auf die Nagelhaut auftragen, kurz einwirken lassen und mit klarem
Wasser nachspülen. Hautfetzchen mit der Nagelbürste entfernen.

3 ***Nagelhaut zurückschieben:*** Die Nagelhaut nach dem dreiminütigen Wasserbad trockentupfen und sanft mit dem Rosenholzstäbchen oder mit dem Pferdefüßchen aus Gummi zurückschieben.

4

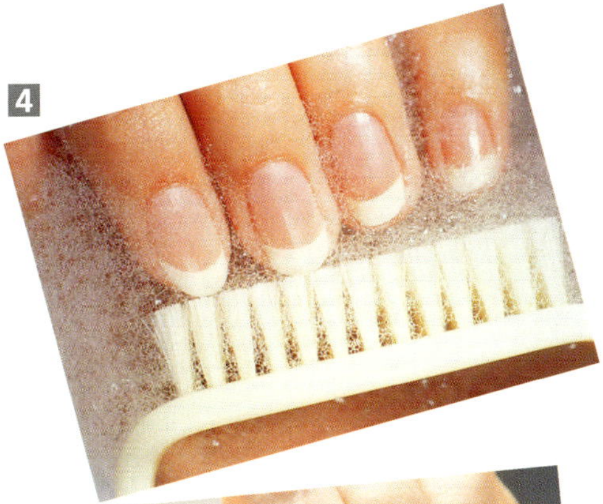

4 ***Bürsten:*** Die Nagelbürste entfernt nicht nur den Schmutz von den Fingern, sondern während der Maniküre auch die Hautreste von den Nägeln. Außerdem sorgt sie für eine bessere Durchblutung und damit mehr Widerstandsfähigkeit der Nagelhaut.

5

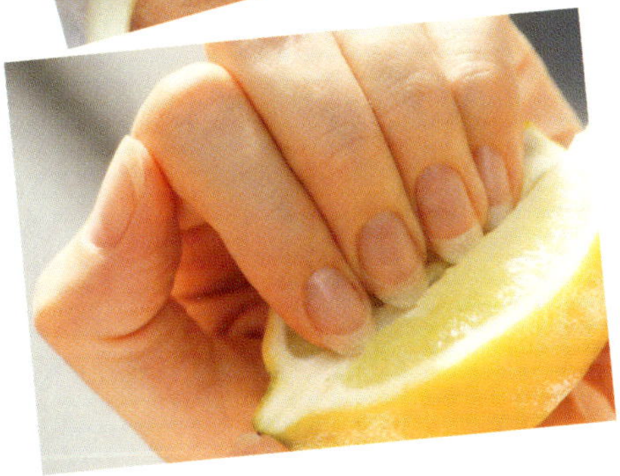

5 ***Reinigen:*** Wenn die Nägel verfärbt sind, rubbelt man sie mit einem Zitronenviertel sauber. Zum Schluss die Spitzen kurz in die Zitrone drücken. Abspülen und Nagelcreme einmassieren.

6

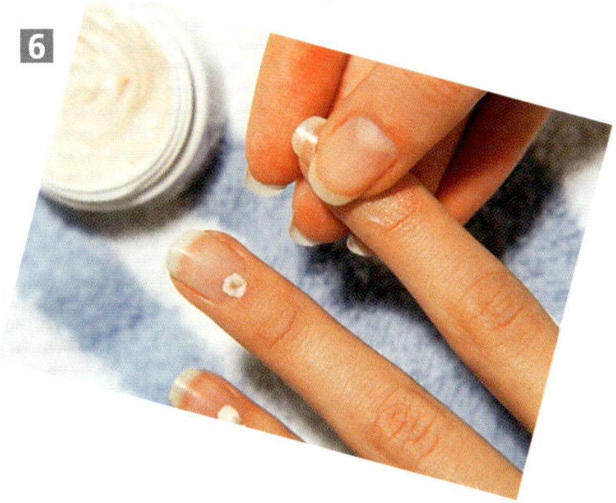

6 ***Eincremen:*** Pflegeprodukte wie Nagelcreme oder -öl versorgen Nagel und Nagelhaut mit zusätzlichen Nährstoffen (siehe Seite 15). Massieren Sie die Pflegemittel mit der Daumenkuppe in kleinen Kreisen von der Nagelwurzel zur Nagelspitze hin ein. Die Massage regt die Durchblutung an und sorgt dafür, dass die Nagelhaut weich bleibt. Zum späteren Lackieren muss der Nagel aber wieder vollkommen fettfrei sein.

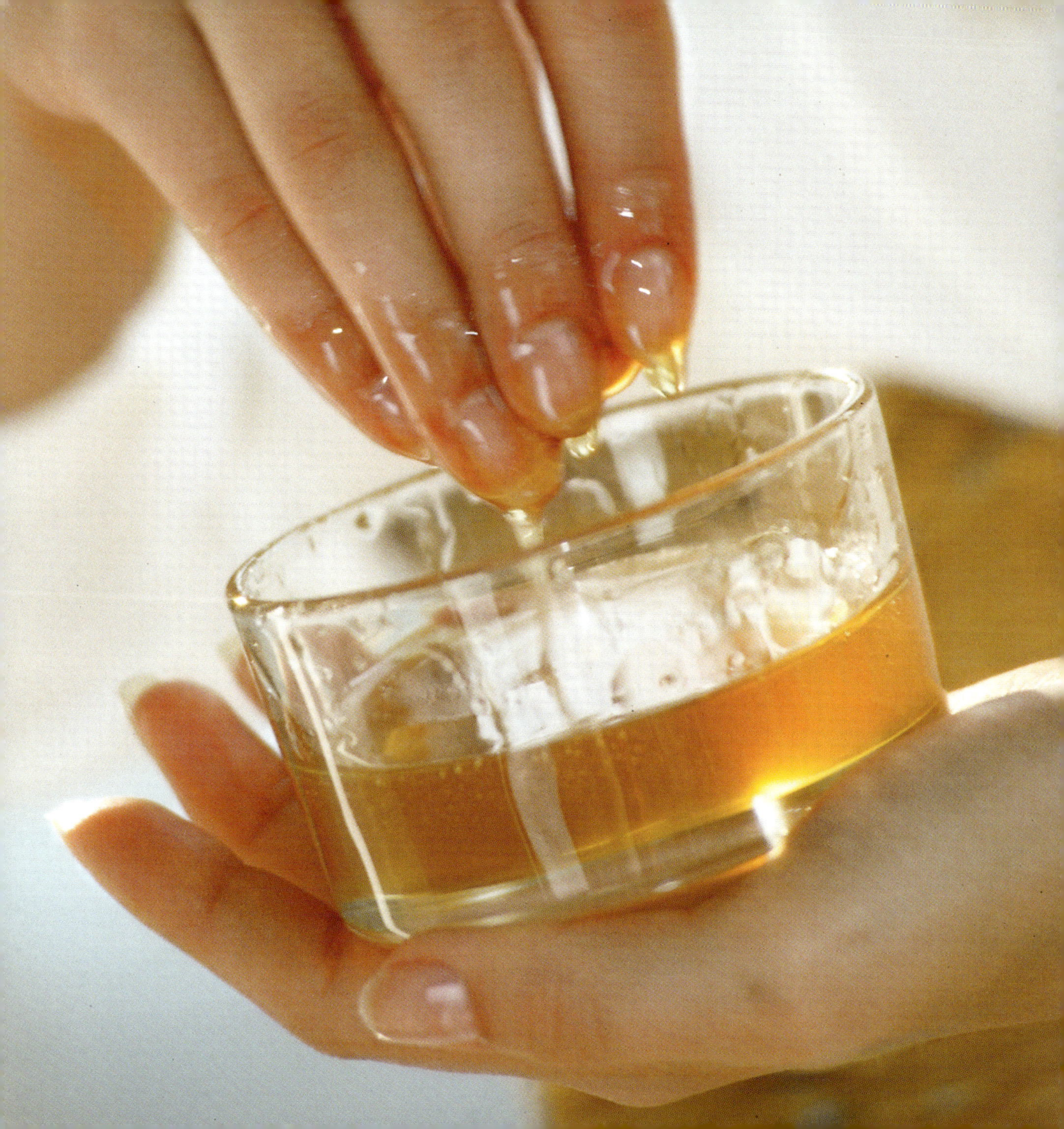

PROFI-TIPPS FÜR SCHÖNE NÄGEL

- *Ölbad* Einmal wöchentlich die Finger fünf Minuten in einem Schälchen mit lauwarmem Mandelöl baden. Das macht die Nägel widerstandsfähiger.
- *Nagelöl* Selbst gemacht: 7 ml Rizinusöl, 3 ml Sojaöl, 1 Tropfen Bergamotteöl (Apotheke, Reformhaus) mischen, in eine kleine Pinselflasche füllen. Jeden Abend die Nägel damit massieren. Haltbarkeit: acht Monate.
- *Pflegestift* Praktisch fürs Büro und unterwegs sind Nagelpflegestifte, deren Spitze mit Öl getränkt ist. Man fährt damit einfach zwischendurch am Nagelhautrand entlang.
- *Baumwollhandschuhe* Gönnen Sie Ihren Händen eine wöchentliche Luxuspackung: Handcreme üppig auftragen, weiße Baumwollhandschuhe (Kaufhaus) darüber ziehen und über Nacht einwirken lassen.

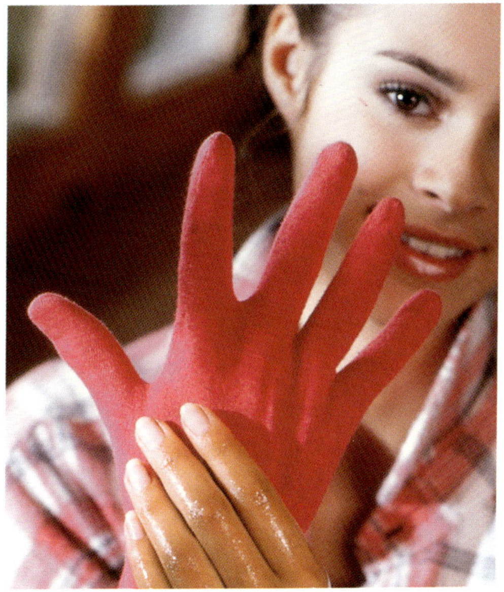

- *Gummihandschuhe* Hantieren Sie viel mit Putzmitteln? Einfache Gummihandschuhe schützen Ihre Hände vor aggressiven Stoffen und Wasser.
- *Polierpulver und -kissen* Pure Nostalgie: Zuerst wird etwas Pulver auf dem Nagel verteilt, dann wird mit dem Waschlederkissen die Oberfläche blank poliert. Schön für unlackierte Naturnägel.

EIN ÖLBAD macht splitternde Nägel elastischer

Was Ihre Nägel über Sie verraten

Form und Zustand der Nägel können nach Ansicht von Psychologen und Dermatologen Auskunft über Charakter und Gesundheit geben.

Eigentlich ist das Horn (Keratin), aus dem die Nägel bestehen, eine tote Materie, ein Anhanggebilde der Haut wie auch die Haare. Da es aber über den Blutkreislauf ernährt wird, lassen sich von seiner Oberfläche gesundheitliche Störungen ablesen. Von der Form der Nägel – so fanden Psychologen heraus – soll man außerdem auf bestimmte Charaktereigenschaften schließen können.

Nagelform und Charakter

- ***Spatelförmige Nägel*** gehören häufig extrem energiegeladenen, realistischen Menschen. Yoga und Entspannungsübungen können Überaktivität ausgleichen helfen.
- ***Viereckige Nägel*** deuten oft auf beherrschte, kontrollierte, disziplinierte und besonders ordnungsliebende Menschen hin. Massagen von Nacken, Kopf und Füßen können Muskulatur und Seele „lockern".
- ***Ovale bis konische Nägel*** findet man oft bei Künstlern, aber auch bei labilen, übermäßig anpassungsfähigen Menschen. Wichtig für sie ist die Pflege ihrer Atemwege. Durch entsprechende Gymnastik können sie „ihren Rücken stärken".
- ***Krallenförmige Nägel*** können auf einen egozentrischen, oft gereizten, ungeduldigen und besitzergreifenden Charakter hinweisen. Sanfte Körpertherapien wie Alexander- und Feldenkrais-Technik oder Pilates unterstützen ihn beim „Loslassen".
- ***Konkave Nägel*** (nach innen gewölbte Nägel) deuten häufig auf einen übernervösen und dadurch zur Erschöpfung neigenden Menschen hin. Helfen kann manchmal eine Umstellung der Ernährung sowie die Einnahme von Zink und der Vitamine B_{15}, D und E.

Nagelveränderungen und was sie bedeuten

Längsrillen können einen Vitaminmangel oder eine gestörte Magen-Darm-Funktion anzeigen. Außerdem sind sie Hinweis auf eine Entzündung im Körper (z. B. Rheuma).

Das hilft: Gezielt die Vitamine E und B nehmen. Außerdem wichtig: eine Darmsanierung und die Suche nach dem Entzündungsherd.

Querrillen entstehen nach Infektionskrankheiten (z. B. Grippe, Gelbsucht), aber auch nach Operationen, längeren Diäten oder seelischen Krisen.

Das hilft: Ist die Ursache behoben und der Körper durch normale Ernährung wieder erholt, wachsen die Rillen langsam von selbst heraus.

Weiße Flecken können mehrere Ursachen haben: Kalkmangel (Kalzium), hormonelles Ungleichgewicht, Luftblasen durch falsche Maniküre, Druck oder Stoß.

Das hilft: Diagnostisch vom Arzt abklären lassen. Keine scharfen Instrumente zur Maniküre benutzen

Sich abschichtende Nägel können nicht nur auf Pilzerkrankungen aller Art, sondern oft auch auf aggressive Chemikalien (z. B. Haushaltsreiniger) zurückzuführen sein.

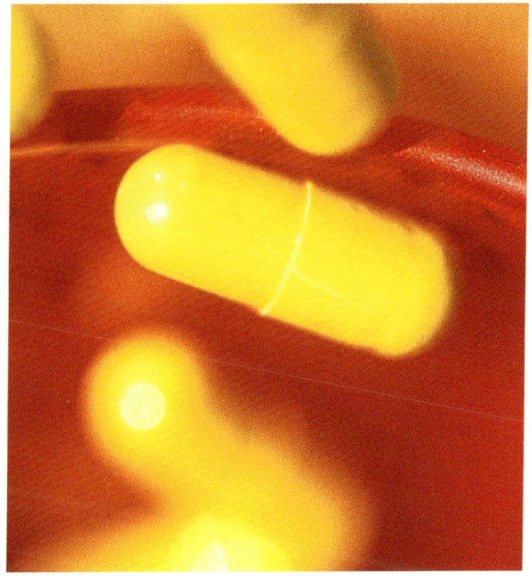

Das hilft: Immer Nagellack zum Schutz tragen, Gummihandschuhe nicht vergessen. Eine mögliche Pilzinfektion vom Arzt abklären lassen.

Nagelverfärbungen können durch Nikotin, Leber- und Gallenprobleme, Infektionskrankheiten, aber auch durch das ständige Tragen dunkler Nagellacke entstehen.

Das hilft: Beim Rauchen eine Zigarettenspitze benutzen. Immer Unterlack auftragen. Nagelpeelings oder Feilen hellen die Nägel auf. Mögliche Gesundheitsstörungen vom Arzt abklären lassen.

VITAMINE können in konzentrierter Form auch als Kapsel oder Tablette eingenommen werden

VITAMIN-TIPPS FÜR GESUNDE NÄGEL

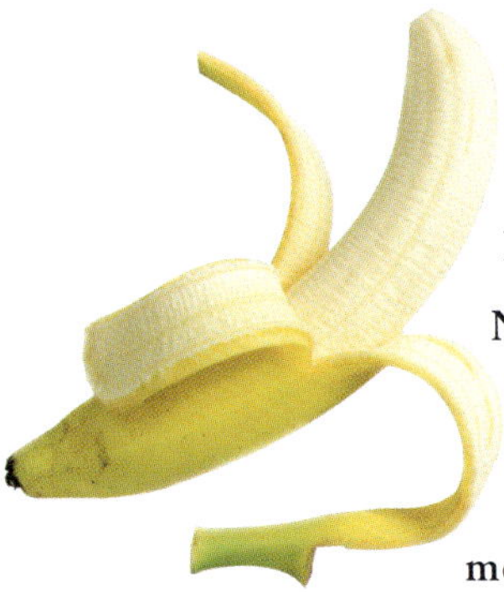

Nicht nur die Haut dankt es Ihnen, wenn Sie Ihrer Ernährung Aufmerksamkeit schenken. Sowohl Haare wie auch Nägel werden über den Blutkreislauf mit Nährstoffen versorgt. Fehlt es dem Organismus an bestimmten Vitaminen, Mineralien und Spurenelementen, kann sich auch das Wachstum von Nägeln und Haaren verlangsamen – sie werden spröde und glanzlos. Bei einem Wachstum von ca. 0,1 Millimetern pro Tag dauert es allerdings mindestens drei bis fünf Monate, bis man an den Nägeln etwas merkt. Die folgenden Vitamine und Mineralien sind für die Nägel besonders wichtig.

Das sollten Sie essen

- *Vitamin A* findet man sowohl in Eiern, Käse, Butter und Geflügelleber, wie auch in Brokkoli, Pfifferlingen, Karotten und Spinat.
- *Vitamine der B-Gruppe* sind enthalten in Sonnenblumenkernen, Cerealien, Nüssen, Geflügelleber, Steinpilzen und Bierhefe.
- *Vitamin C* gibt es in Zitrusfrüchten, Äpfeln, Sanddorn, Johannisbeeren, Blattspinat, Petersilie und Paprika.
- *Biotin* findet man in Geflügel-, Rinder- und Kalbsleber, Bierhefe, Pfifferlingen und Steinpilzen.

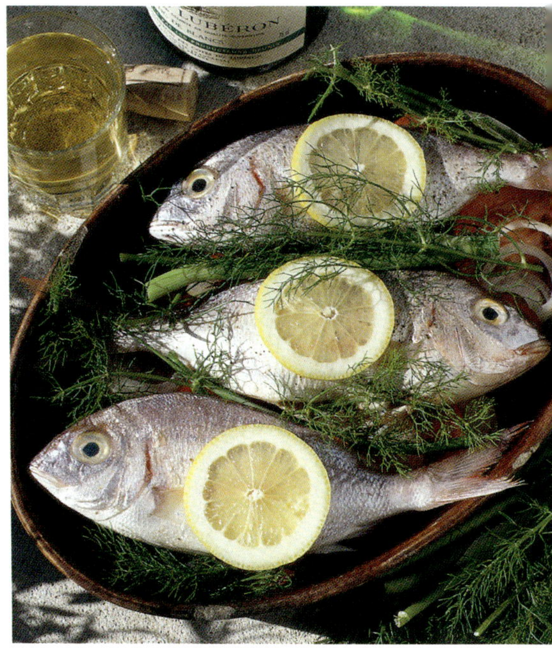

- *Kalzium* gibt es in Milch, Milchprodukten, Fischen, Meeresfrüchten, Feigen, Brokkoli und Mandeln.
- *Eisen* ist enthalten in Spinat, Bohnen, Aprikosen, Trockenfrüchten, Leber, Eigelb und Melasse.
- *Jod* kommt vor in jodiertem Speisesalz, Meeresfischen, Muscheln, Austern, Spinat, Kresse und Milch.
- *Magnesium* gibt es in Bananen, Vollkornprodukten, Kartoffeln, Geflügel und Wein.
- *Zink* findet man in Fisch, Schalentieren, Milch und rotem Fleisch.

Besonders wichtig

- *Nährstoff-Power* pur erhalten Sie, wenn Sie Gemüse und Früchte naturbelassen oder schonend zubereitet essen. Möglichst ganz frische Watte verwenden.
- *Nahrungsergänzungsmittel* in Pillen- oder Kapselform können Sie bei Mangelerscheinungen oder in besonderen Situationen (wie z. B. bei hohem Stress) ebenfalls mit den notwendigen Nährstoffen versorgen.

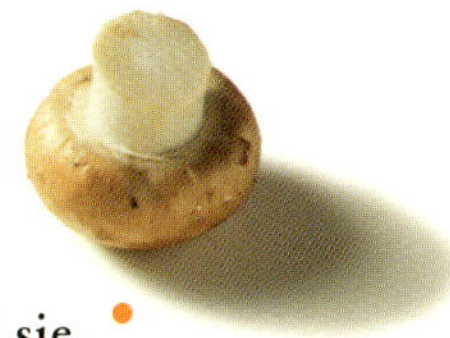

- *Die Banane* – der beste Magnesium-Lieferant überhaupt. Weil sie uns mit ihrem Magnesium-Anteil auch aus einem Leistungstief holen kann, ist die krumme Frucht als Power-Snack unübertroffen.
- *Soja-Lecithin* sorgt für die Stärkung der Blutgefäße an den Nagelwurzeln (Reformhaus). Auch Algenkapseln mit ihrem hohen Anteil an Vitaminen und Mineralien oder ein Teelöffel frische Kresse täglich wirken sich garantiert positiv auf Ihre Nägel aus.
- *Eiweiß* wird erst dann richtig verwertet, wenn man zu Proteinlieferanten wie z. B. Fisch immer ein Stück saures Obst isst oder Zitronensaft darüberträufelt. Auch für den Geschmack sehr zu empfehlen.

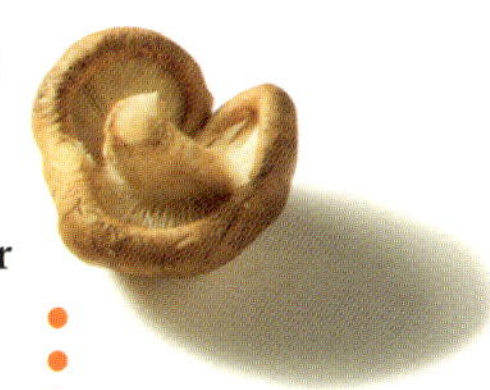

Hilfe bei Nagelproblemen

Zu weich, zu trocken, brüchig oder rissig? Das muss nicht sein. Hier finden Sie Lösungen für Ihre Probleme mit Nägeln und Nagelhaut.

Fast 80 Prozent aller Frauen sind mit ihren Nägeln unzufrieden. Und das liegt nicht immer an mangelnder Pflege, eher an falscher. Wer außerdem oft mit Haushaltsreinigern zu tun hat, sich einseitig ernährt oder längere Zeit Antibiotika nehmen muss, wird an seinen Nägeln keine Freude haben. Doch dagegen lässt sich einiges tun.

Die häufigsten Nagelprobleme

■ ***Eingerissene Nägel*** Wenn ein Nagel an den Seiten zu tief abgefeilt wird, reißt er hier besonders schnell ein.

Das hilft: Man kann den Nagel kürzen oder versuchen, ihn durch eine Reparatur zu retten (siehe Seite 44 ff.). Den Nagel bis zur Fingerkuppe immer möglichst waagerecht und die Seiten so wenig schräg wie möglich feilen.

■ ***Trockene, brüchige Nägel*** Genau wie Haut und Haare brauchen auch Nägel einen bestimmten Anteil an Fett, um elastisch zu bleiben. Fehlt dieser – z. B. durch Krankheit –, brechen sie bei jeder Gelegenheit.

Das hilft: Nur Nagellackentferner ohne Aceton verwenden. Täglich Nagelöl oder -creme einmassieren, um die Nägel elastischer zu machen. Möglichst immer eine Handcreme verwenden, die gleichzeitig auch die Nägel mit wichtigen Wirkstoffen versorgt.

■ ***Splitternde Nägel*** Kürzt man die Nägel mit einer Schere oder benutzt man eine stumpfe Feile, so splittern sie leicht.

Das hilft: Diese Nägel sollten grundsätzlich nie geschnitten, sondern immer gefeilt werden. Mit einer feinen Sandblatt- oder Saphirfeile lässt sich sehr schonend arbeiten.

■ ***Zu weiche Nägel*** Fehlt den Nägeln Substanz, brechen sie leicht beim Wachsen.

Das hilft: Ausreichende Versorgung mit Vitaminen und Mineralien kann die Nägel stärken. (siehe Seite 18/19). Außerdem helfen Nagelhärter und Nagellack, die eine Art Schutzschild bilden (siehe Seite 22).

■ ***Dicke, unelastische Nägel*** Ist das Keratin des Nagels sehr stark mit Kalzium oder Silizium durchsetzt, werden die Nägel leicht unelastisch.

Das hilft: Mit einer feinen Feile lässt sich die Nagelplatte vorsichtig schleifen und glätten. Nagelöl oder -creme halten die Nägel elastisch (siehe Seite 15). Man sollte diese Nägel auf jeden Fall möglichst kurz tragen.

■ ***Ausgefranste Nagelhaut*** Manche Menschen zupfen aus Nervosität an ihrer Nagelhaut herum. Zu trockene oder falsch zurückgeschobene Nagelhaut sieht ebenfalls unattraktiv aus.

Das hilft: Die Hautfetzchen lassen sich mit einer Hautzange entfernen. Täglich Nagelöl oder -creme einmassieren, vor allem nach dem Händewaschen (siehe Seite 15).

■ ***Verdickte Nagelhaut*** Wenn man sie nicht zurückschiebt, sondern rigoros rundum abschneidet, beginnt die Nagelhaut regelrecht zu wuchern und bildet einen dicken Wall.

Das hilft: Mit einer weichen Feile vorsichtig den Wall immer ein wenig mehr abtragen. So oft wie möglich Nagelöl (siehe Seite 15) einmassieren und die Nagelhaut nach jedem Händewaschen mit dem Handtuch leicht zurückschieben.

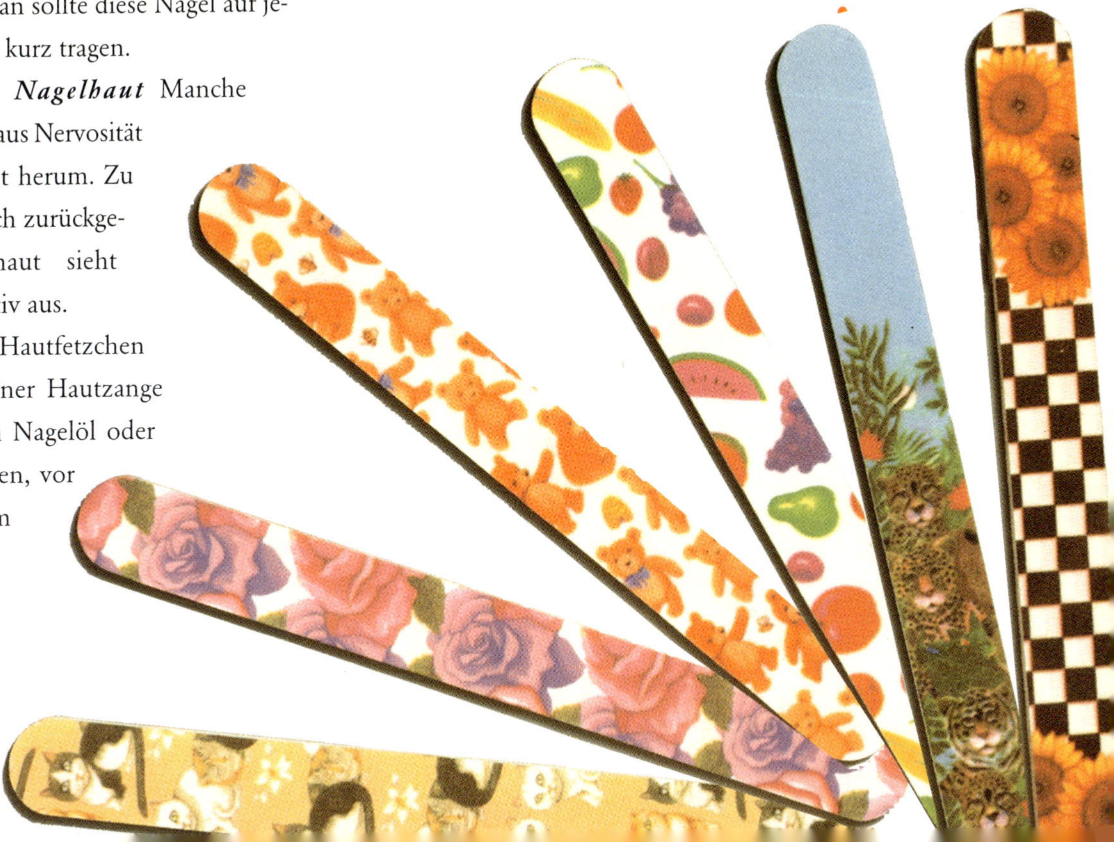

TEFLONFEILEN, hier bunt bedruckt, haben eine sehr lange Lebensdauer

SPEZIAL-TIPPS FÜR BESONDERE PFLEGE

- *Nagelhärter* Weiche, splitternde Nägel lassen sich gegen Umwelteinflüsse regelrecht versiegeln. Die härtenden Substanzen (z. B. flüssige Seidenfasern und Keratin) werden nach der Maniküre auf den Nagel gepinselt.

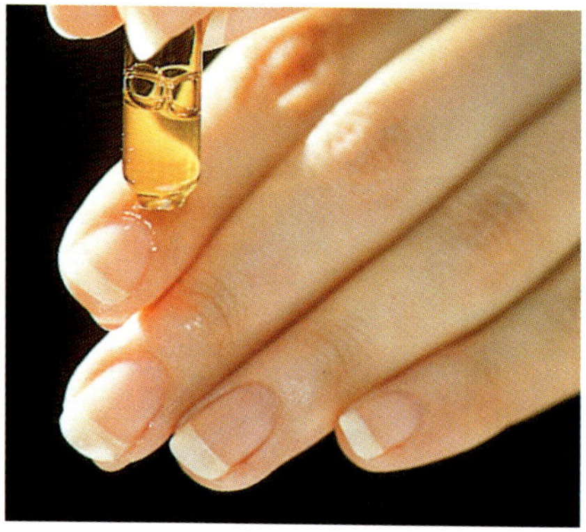

WEICHE NÄGEL werden durch ein Wachstumsserum fester und widerstandsfähiger

- *Wachstumsserum* Diese Lotionen enthalten spezielle Wirkstoffe wie Vitamine und Mineralien, die den Nagel beim Wachstum unterstützen und ihn widerstandsfähiger machen. Ein kräftiger Nagel biegt sich bei Belastungen statt gleich zu brechen. Die Lotionen sind gleichzeitig auch ein toller Unterlack. Einfach jeden Abend auf das Nagelbett auftragen (auch bei lackierten Nägeln).
- *Nagelpeeling* Feine Schleifpartikel in diesen Cremes reinigen die Nageloberfläche von Verfärbungen durch Nikotin oder Farblack und rubbeln die Nagelhaut weich. Je nach Bedarf einmal wöchentlich oder alle 10 Tage.
- *Rillenfüller* Sie sehen wie farbloser oder roséfarbener Unterlack aus, sollen aber Rillen und Unebenheiten in den Nägeln perfekt ausgleichen. So kann der Nagellack streifenfrei aufgetragen werden.
- *Reparatur-Sets* Einen eingerissenen oder gesplitterten Nagel können Sie retten. Einige Firmen bieten spezielle Reparatur-Sets an, die alles für eine schnelle Nagelreparatur enthalten (z. B. Nagelspitzen und Kleber).

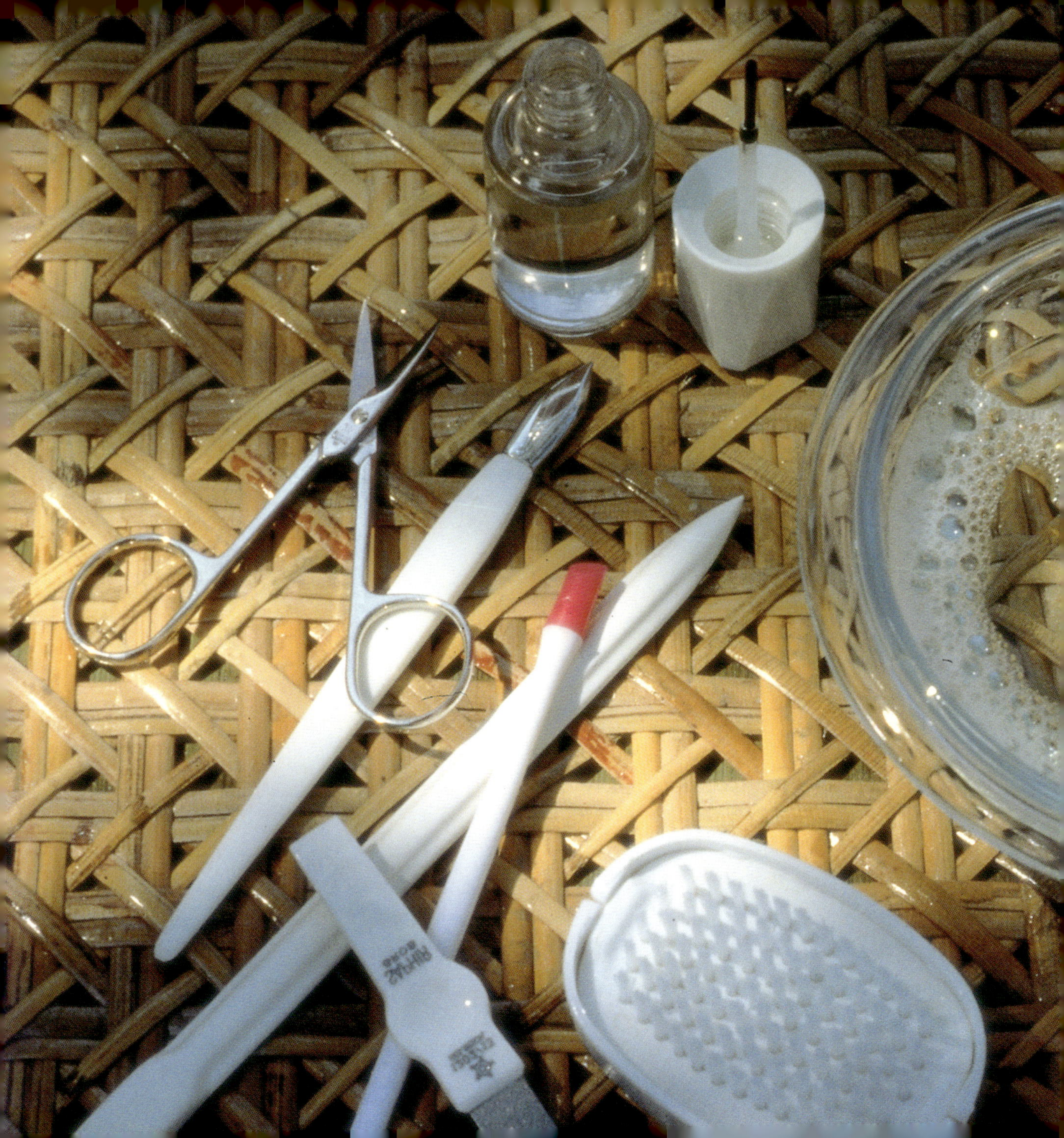

SCHON KLEOPATRA

Ägypten, Arabien und China

Bereits bei den alten Ägyptern gehörten die Pflege und das Färben der Nägel zur Tradition. So ließ sich Pharao Narmer schon 3500 v. Chr. Nägel, Handflächen und Fußsohlen mit Henna färben.

In Ägypten und Arabien wurde neben Henna auch ein kupferfarbener Lack aus dem Sekret einer Insektenart als Nagelfarbe verwendet. Gold und Silber bevorzugten dagegen die adligen Chinesen, während Rot und Schwarz für ihr Kaiserhaus reserviert war.

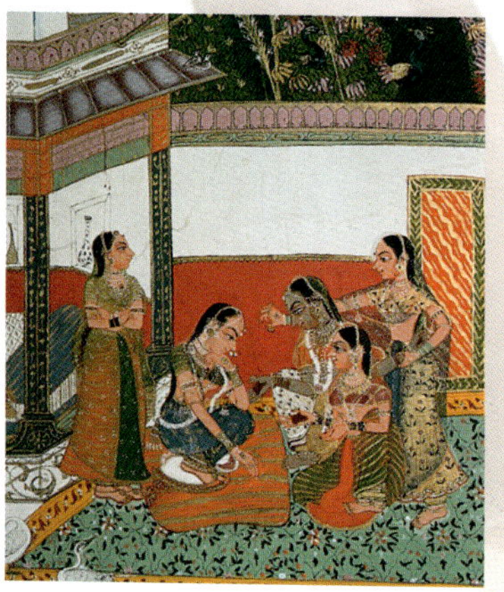

Henna-Malerin im Orient

Maniküre als Beautykult

Viel Zeit investierten die feinen Ägypterinnen und andere Orientalinnen der Antike in die Maniküre. Frühe Funde beweisen, dass sie sogar über gut ausgestattete, luxuriöse Maniküre-Schatullen verfügten. Erst im 17. Jahrhundert wurde wieder über Nägel berichtet: Die Frauen im Orient sollen sich organische Farbstoffe ins Nagelbett injiziert haben, damit ihnen „vorgefärbte" Nägel wuchsen. Die Europäerinnen hingegen fanden eine derart intensive Beschäftigung mit den Nägeln überflüssig. Sie widmeten sich lieber gymnastischen Übungen für ein zierliches Handgelenk und eine ideale Handform.

Wieder war es ein Mann, der die Maniküre auch in Europa populär machte: Der französische König Louis-Philippe ließ sich um 1830 regelmäßig die Fingernägel richten.

Gegen Ende des 19. Jahrhunderts gab es aber auch für Europäerinnen wohlausgestattete Maniküre-Sets. Die Instrumente waren aus Elfenbein, Gold und Silber, die Etuis mit Leder oder Samt ausgeschlagen.

Ganz besonders viel Wert legten die Damen auf Polierkissen und -pulver. Denn damit ließ sich ganz ohne Nagellack der begehrte Perlschimmer auf die Nägel zaubern. Gleichzeitig wurden die Oberflächen der Nägel durch das Pulver gegen Feuchtigkeit versiegelt.

Lange Nägel – ein Symbol für Luxus?

Im alten China trugen Männer und Frauen von Stand ultralange Nägel, um zu dokumentieren, dass sie nicht arbeiten mussten. Diesen Trend gab es nach einer langen Zeit

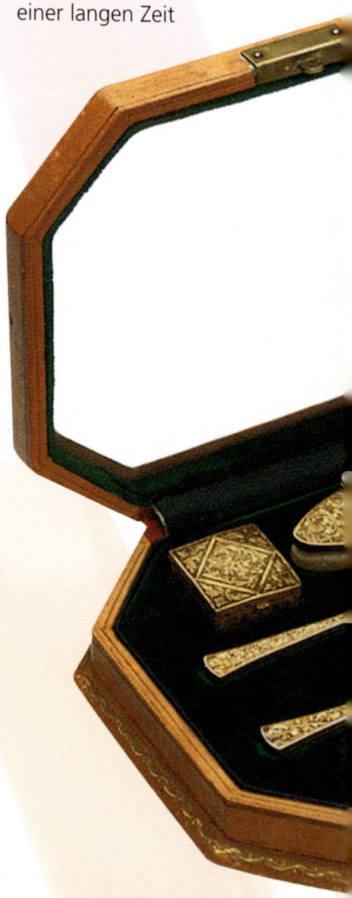

PFLEGTE IHRE NÄGEL

kurzer Nägel erst wieder in den 30er- und 60er-Jahren des 20. Jahrhunderts. Film- und Popstars und Showgirls machten lange Nägel populär, aber erst mit den künstlichen Fingernägeln, die 1950 auf den Markt kamen, griffen auch weniger prominente Frauen diese Mode auf.

Vom Autolack zum Nagellack

Um einen lang haftenden Nagellack zu entwickeln, orientierten sich die Kosmetikchemiker an den Erfahrungen der Autoindustrie beim Lackieren der Karosserien. Das war Mitte der 20er- Jahre. Später wurde Lack z. B. auch aus gebrauchtem, aufgelöstem Filmmaterial – also Celluloid – entwickelt. Die amerikanische Firma Charles Revson (später Revlon) erfand 1932 spezielle Pigmente, durch die Nagellack nicht nur perfekt deckte, sondern auch noch jede Menge toller Farbnuancen möglich machte.

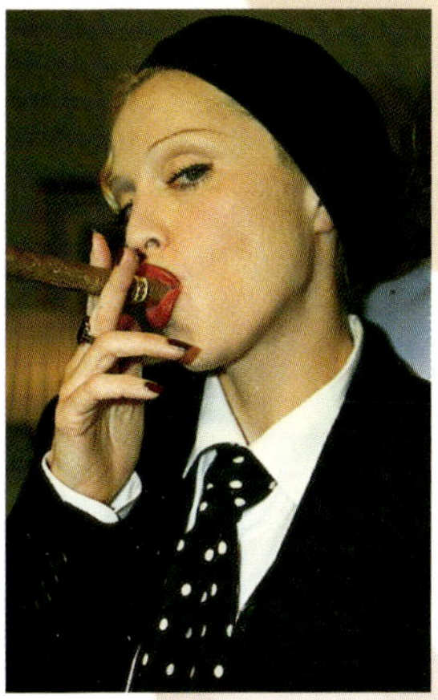

MADONNA, amerikanische Sängerin und Filmschauspielerin

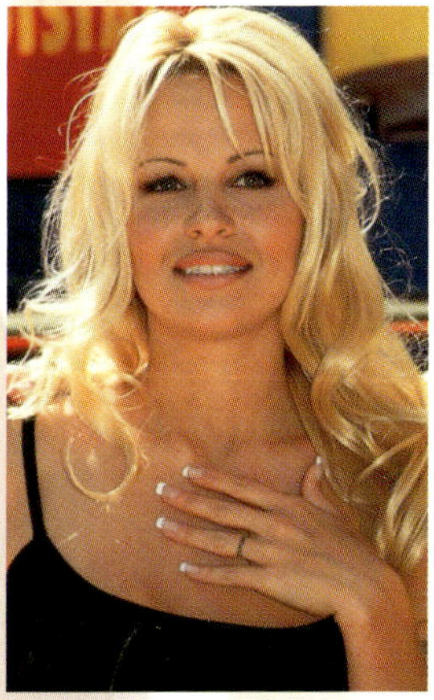

PAMELA ANDERSON, amerikanische Filmschauspielerin

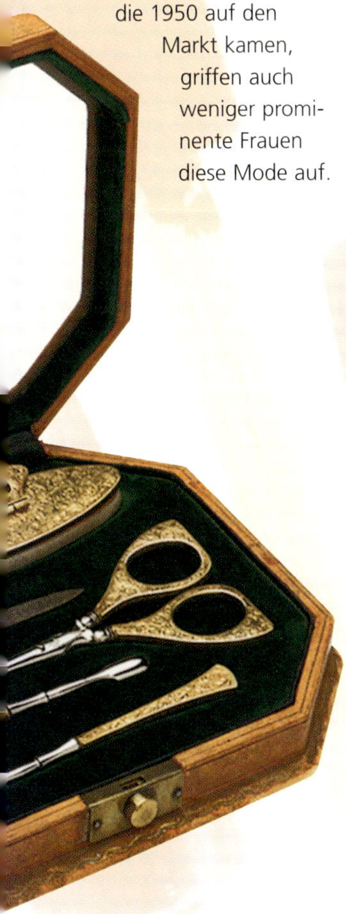

Antikes Maniküre-Set

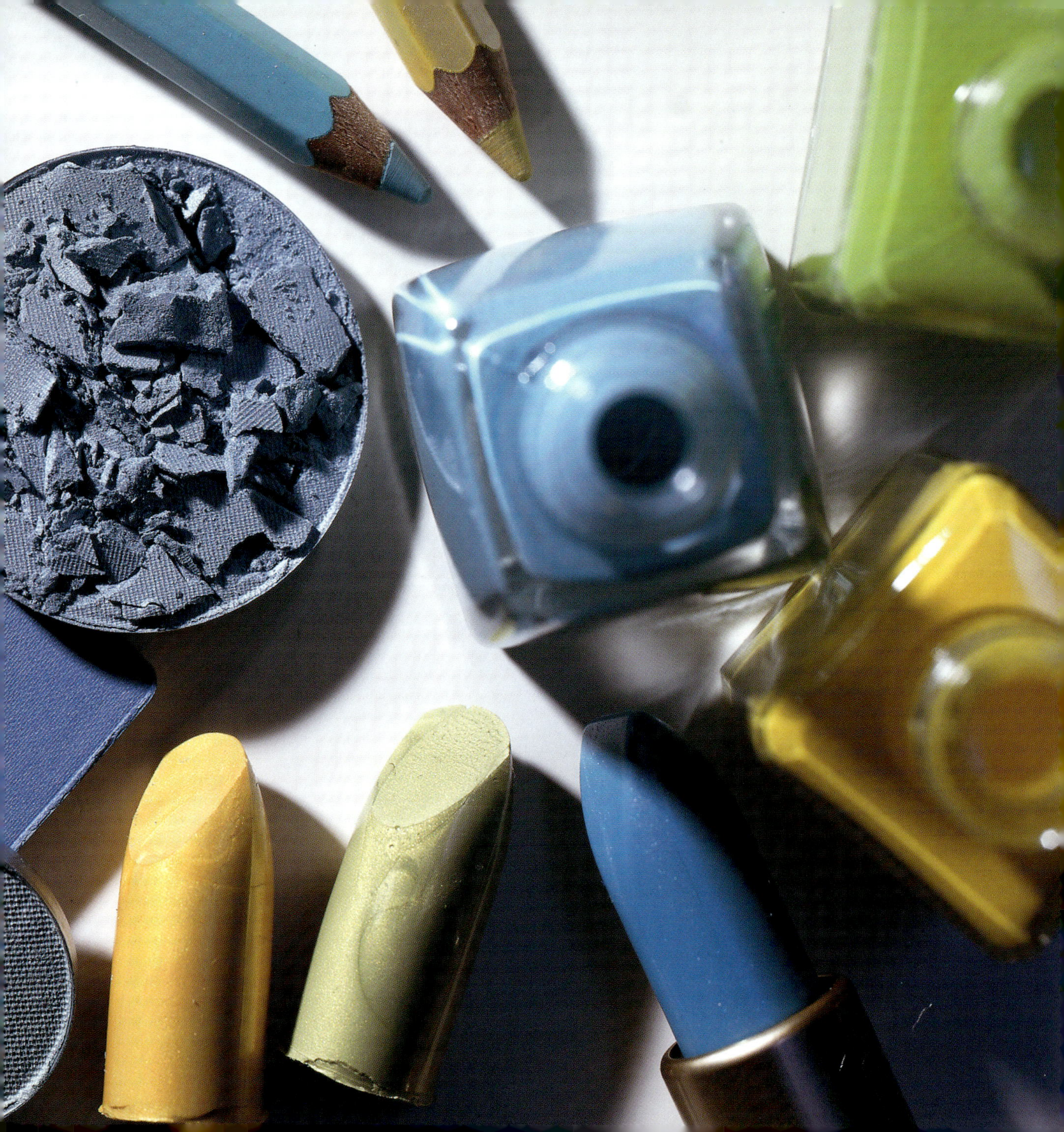

NAGELLACK

KNALLIG ODER DEZENT
VIEL MEHR ALS
EINFACH NUR FARBE

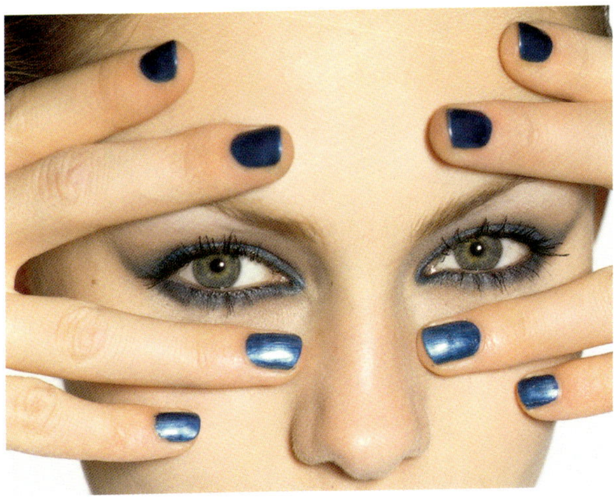

NAGELLACK – EIN MIX AUS VIELEN STOFFEN

Er soll die Nägel schmücken, sie gleichzeitig aber auch schützen und pflegen, spielend leicht aufzutragen sein und blitzschnell trocknen.

Große Ansprüche werden an das Produkt Nagellack gestellt. Außer einem riesigen Angebot an Farbtönen gibt es inzwischen transparente und stark deckende Lacke, matte und hochglänzende, Unter- und Überlacke, hypoallergene Lacke für empfindliche Menschen und schnelltrocknende für Ungeduldige.

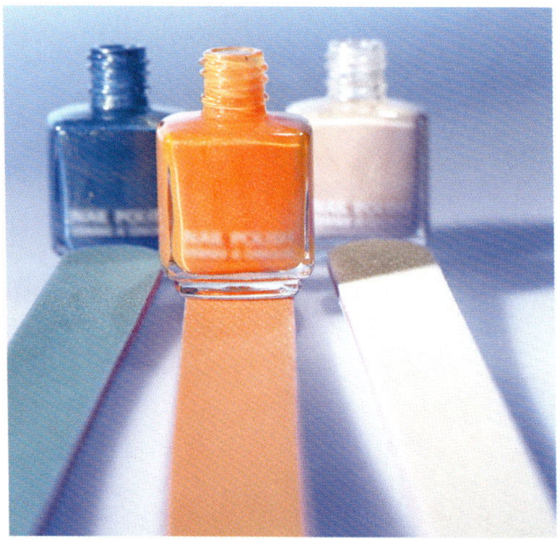

AUF DEM MARKT sind inzwischen auch Nagellacke für Menschen, die unter Kontaktallergien leiden

Auch ein halbes Jahr nach dem ersten Gebrauch sollte ein guter Nagellack noch nicht eingetrocknet sein, abgesetzte Farbschichten müssen sich nach dem Schütteln rasch miteinander verbinden und der Lack sollte sich problemlos verstreichen lassen.

Das ist drin im Lack

- ***Nitrocellulose*** (oder Cellulosenitrat) sorgt dafür, dass der Nagellack einen gleichmäßigen Film bildet und auf der Nagelplatte haftet.
- ***Toluol Sulfonamid Formaldehyd Harze*** (TSFR – Toluol Sulphonamide Formaldehyde Resin) werden als Garantie für eine gute Haftung und schönen Glanz eingesetzt.

■ ***Weichmacher*** wie z. B. Rizinusöl, Kampfer und Butylstearat geben dem Lackfilm die notwendige Geschmeidigkeit.

■ ***Harze*** sorgen für schöneren Glanz, bessere Haftfähigkeit und mehr Substanz.

■ ***Lösungsmittel*** wie Aceton, Petroläther, Butyl- und Ethylacetat verdunsten nach dem Auftragen und beeinflussen dadurch die Trocknungszeit.

■ ***Farbstoffe*** sind vor allem Eisen- und Titanoxyd oder organische Pigmente.

■ ***Fischsilber*** oder Glimmer werden in Pearlglanz-Lacken eingesetzt.

■ ***UV-Absorber*** schützen den Lack und seine Farbe vor dem Ausbleichen durch UV-Strahlen im Tages- und Sonnenlicht.

■ ***Nährstoffe*** wie Kalzium, Ceramide und Proteine sind häufig in hochwertigen Lacken zu finden, um den Nagel zu stärken und ihm Feuchtigkeit zuzuführen.

Nagellack ohne Allergierisiko

Nagellacke können so genannte Kontaktallergien auslösen. Bei den Kosmetika stehen sie als Allergie-Auslöser sogar gleich an zweiter Stelle. Dann juckt, brennt und rötet es sich beispielsweise im Augenwinkel, an den Lippen oder am Hals, weil die Haut hier mit den Nägeln in Berührung gekommen ist. Sogar der Partner oder die Kinder können von einer solchen Allergie betroffen sein.

Schuld daran ist zu 90 Prozent Toluol Sulfonamid Formaldehyd Harz (TSFR). Einige Kosmetikfirmen wie zum Beispiel L'Oreal setzen es darum nicht mehr in ihren Lacken ein. Sie versuchen, bei ihren Produkten mit einem Minimum an Inhaltsstoffen auszukommen, ohne dass die Qualität leidet. Diese Lacke sind oft in Apotheken erhältlich.

Auch die Metall-Mixkügelchen in der Lackflasche sind bei ihnen garantiert nickelfrei. Durch Schütteln lockern sie fest gewordenen Lack und Pigmente in der Flasche.

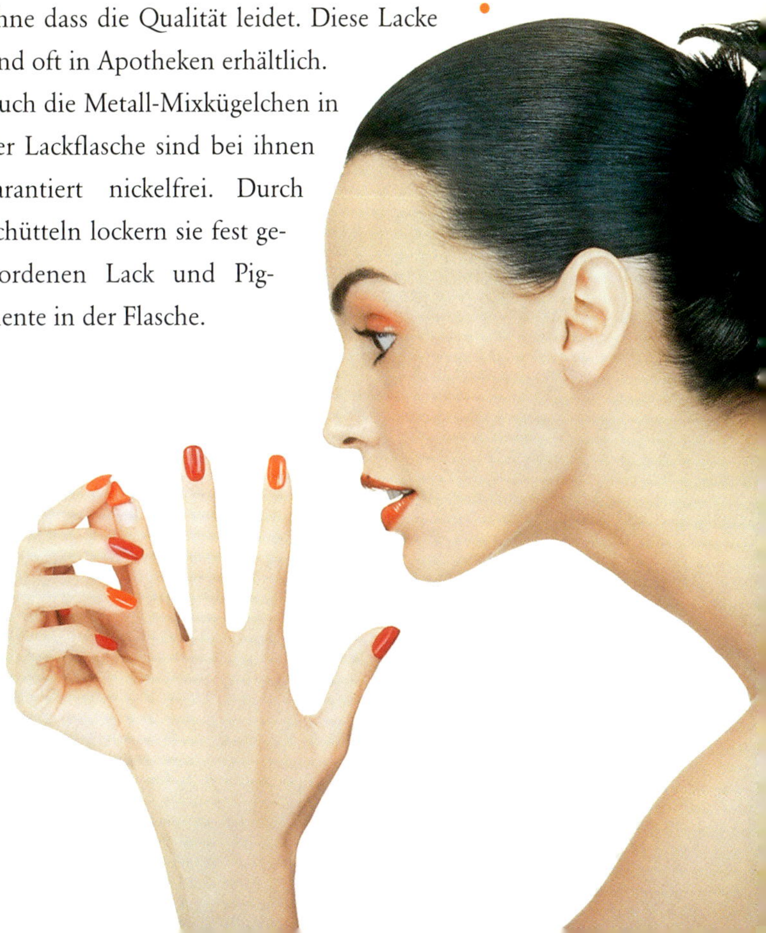

PEEL-OFF-LACK wird ganz einfach mit einem Ruck abgezogen

Trendlacke zur Auswahl

- ***Cremelack*** deckt durch unlösliche, dichte Pigmente besonders gut, bildet beim Auftragen aber manchmal Streifen.
- ***Transparentlack*** wird mit Anilinfarbstoffen getönt. Er verleiht dem Nagel Glanz und bietet ihm vor allem Schutz. Daneben versiegelt er auch Farblack.
- ***Pearl-Lack*** mit synthetischen oder organischen Pigmenten zeichnet sich durch seinen Perlschimmer und durch die gute Haltbarkeit aus.
- ***Glimmerlack*** enthält besonders große Pigmente und bildet darum oft eine etwas raue Oberfläche auf dem Nagel. Gibt es farbig deckend oder als Transparentlack.
- ***Expresslack*** trocknet tatsächlich nach jedem Auftragen in einer Minute.
- ***Peel-off-Lack*** lässt sich rückstandslos mit einem Zug vom Nagel abziehen. Er hat eine Wasserbasis und enthält spezielle Kunststoff-Polymere. Für Fußnägel nicht geeignet.
- ***One-Coat-Lack*** deckt brillant bereits nach einmaligem Auftragen. Der richtige Lack für Ungeduldige.

GLIMMERLACK sieht besonders gut bei gebräunter Haut aus. Er eignet sich auch für Fußnägel

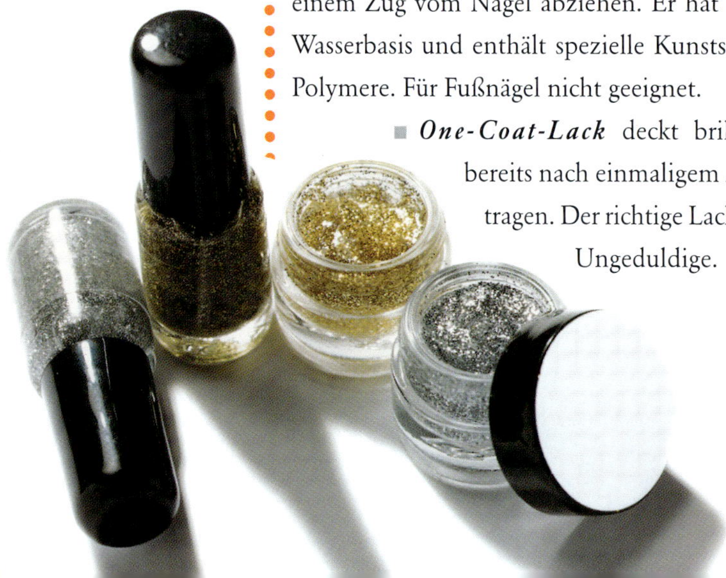

Kleine Lack-Historie

1838 Die Entdeckung von Nitrocellulose (Cellulosenitrat), die 100 Jahre später wichtigste Basis für alle Lacke wird.

1907 In den USA kommen die ersten flüssigen Nagellacke auf den Markt. Sie werden mit einem Pinsel aufgetragen.

1916 Statt mit Pasten und Polierer zu arbeiten, können Frauen die Nägel jetzt mit einem neuen Lack aus einem gelösten Harz transparent lackieren.

1917 Der erste farbige Lack in durchscheinendem Rosé kommt auf den Markt.

1930 Charles Revson (Revlon) erfindet Farblacke, die zwar wunderbar decken, aber nicht besonders gut halten. Revson entwickelt jetzt auch Lippenstifte passend zum Lack. Die Lieblingsfarbe ist ein leuchtendes Tomatenrot.

1976 Man entdeckt die guten Eigenschaften für Glanz und Haftung der Toluol Sulfonamid Formaldehyd Harze (TSFR).

60er-Jahre Anorganischer Ton verhindert das Absetzen der Pigmente in den Farblacken.

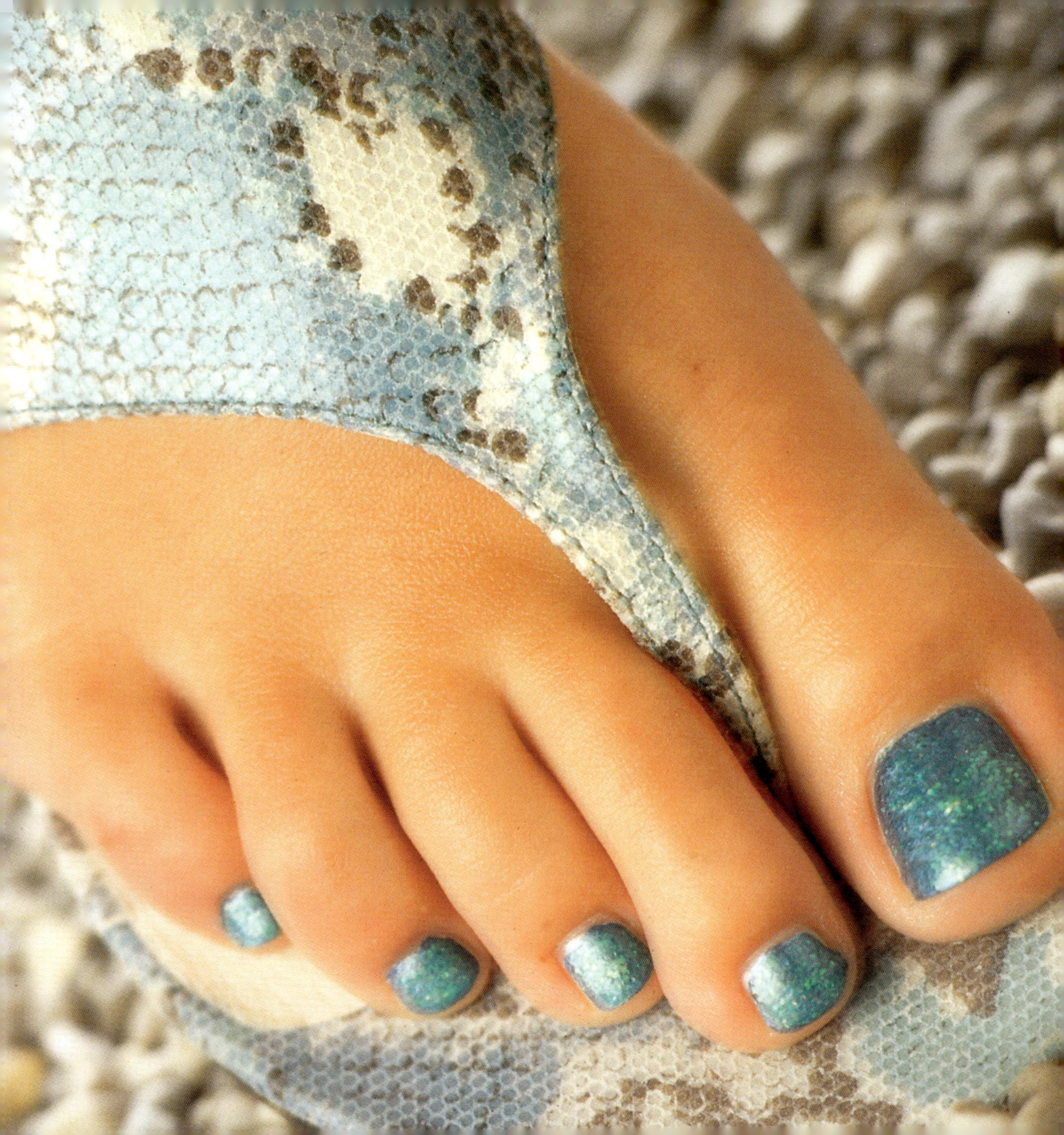

Farbe nach Lust und Laune

Lippenstift und Nagellack in gleicher Farbe, passend zum Kleid? Diese Zeiten sind schon längst passé. In ist was gefällt.

Vor einigen Jahren waren rote Fingernägel ganz plötzlich out. Weder auf Modefotos noch auf den internationalen Catwalks sah man sie noch. Angesagt dagegen waren French Manicure und zarte Rosétöne.

FARBKONTRASTE setzen modische Akzente zur Kleidung

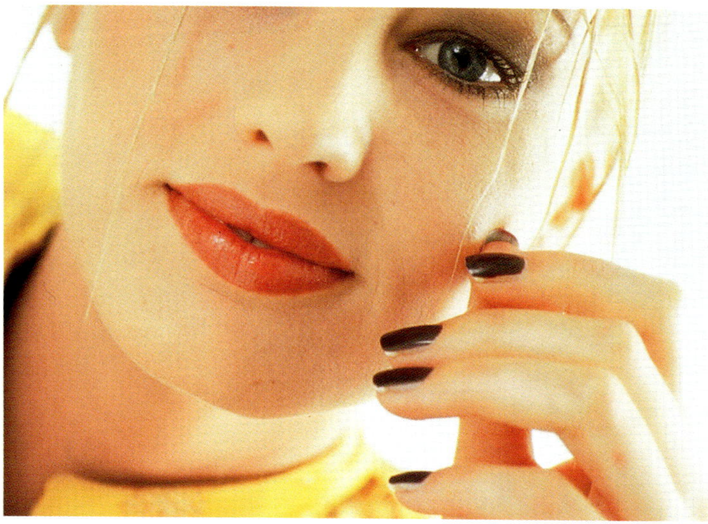

Inzwischen hat sich das Bild wieder gewandelt und Finger- wie auch Fußnägel erstrahlen in allen Regenbogenfarben, von poppig bis dezent. Ein sehr dunkles Rot-Schwarz aus Paris wurde Trend und damit zur bestverkauften Farbe der letzten Jahre.

Wer will, kann natürlich den Lippenstift zum Nagellack passend tragen. Allerdings sind weiße, blaue, grüne oder schwarze Lippen immer noch gewöhnungsbedürftig, während Nägel in den gleichen Farben toll aussehen.

Wählen Sie einfach die Farbtöne, die zu Ihrem Hautton passen, die Farben, mit denen Sie sich wohl fühlen – vielleicht ein orangefarbener Lippenstift zum blutroten Nagellack und azurblauen Zehennägeln?

Eines sollten Sie aber beachten, wenn Ihnen der Sinn nach ausgefallenen Farben steht: Der Lack muß immer perfekt sein. Unsauber aufgetragener Nagellack oder abgestoßene Spitzen fallen bei intensiven Farbtönen besonders auf und wirken dann sehr ungepflegt.

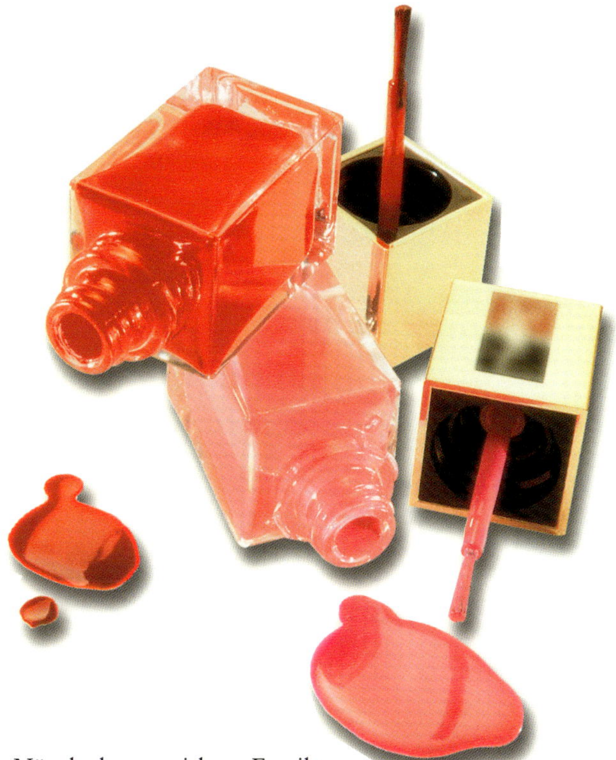

Wie Sie die passende Lackfarbe finden

Ein rosigerer Ton oder besser mehr Beige? Ein bläuliches oder ein tomatiges Rot? Wenn Sie bei der Auswahl nicht ganz sicher sind, sollten Sie sich nach dem Farbton Ihrer Hände richten. Das gilt auch dann, wenn Sie im Sommer braun sind und Ihre Haut einen dunkleren Farbton hat.

■ ***Elfenbein- und pfirsichfarbene oder goldbraune Haut*** Alle warmen Farben wie Orange, Kupfer und dunkelrote Töne sehen gut aus.

■ ***Rosige Haut*** Pink in allen Schattierungen sowie Burgunder-, Orange- oder Korallenrot sind richtig.

■ ***Blasse oder olivfarbene Haut*** Dazu passen gefrostete Pinks und Weiß, fast alle Rot- und Rosatöne. Aber Vorsicht: Bestimmte Beige- und Rosatöne lassen blasse Hände älter und die Nägel plump wirken. Es gibt inzwischen viele Mini-Lacke, die sich hervorragend zum Ausprobieren eignen. Und der Lack aus der letzten Saison lässt sich vielleicht ganz einfach mit einem anderen zu einer vollkommen neuen, aufregenden Farbe mischen – Experimentieren ist angesagt!

KOMBINIEREN lassen sich auch kühle und warme Farben, indem Sie sie einfach übereinander pinseln

PROFI-TIPPS ZUM THEMA NAGELLACK

- *Zweifarbige oder nachtschwarze Designs* machen Ihre Hände genauso zum Blickpunkt wie alle knallbunten Leuchtfarben. Diese Lacke sehen am besten auf Nägeln aus, deren Spitze nur knapp über die Fingerkuppe hinausreicht. Nichts für lange Krallen!

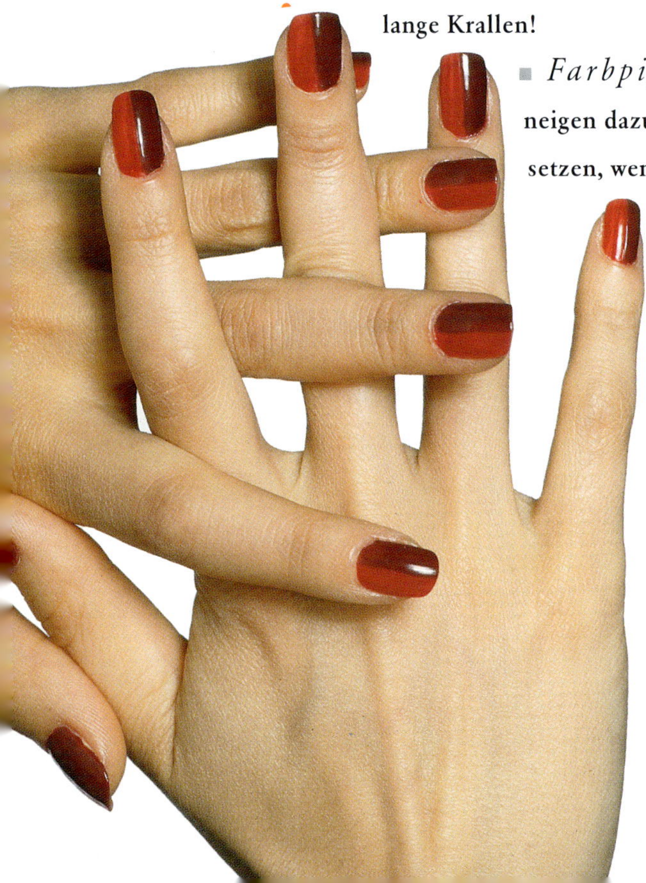

- *Farbpigmente* neigen dazu, sich abzusetzen, wenn man den Lack länger nicht benutzt. Wärmen Sie das Fläschchen zwischen den Händen an und schütteln Sie es gut. Die Mixkügelchen sorgen für eine gute Verteilung aller Ingredienzien.
- *Drei Schichten* sind genug für den Nagel, auch wenn der Lack sehr dünnflüssig ist. Unter- und Überlack müssen Sie dabei mitrechnen. Es gibt nämlich einen so genannten „Build-up-Effekt", der den Nagel zu dick und die Lackierung damit unattraktiv wirken lässt.
- *Aceton oder Lackentferner* eignen sich nicht zum Verdünnen eingedickter Lacke. Sie verändern nämlich deren Konsistenz und die Haltbarkeit. Dafür gibt es spezielle Lackverdünner (Solvents).
- *Kälte und Hitze* machen Ihren Lack zu dick- oder zu dünnflüssig. Heben Sie ihn auf keinen Fall in Heizungsnähe oder im Gemüsefach des Kühlschranks auf.

KLEINE TRICKS FÜR DIE OPTIK

Breite Nägel schmaler und kurze länger wirken lassen – kein Problem, wenn Sie ein paar Tipps zum Feilen und Lackieren beachten.

- *Rechteckige Nägel* sollten nicht zu lang sein und abgerundete Ecken haben. Nur die Mitte lackieren, die Seiten frei lassen.
- *Dreieckige Nägel* sind unten breiter als oben, deshalb sollte man ihre Spitze so oval wie möglich feilen. Der Nagellack wird so aufgetragen, dass die breiten Partien unten frei bleiben.
- *Breite Nägel* dürfen ruhig länger sein, sollten aber sanft gerundete Ecken haben. Man kann sie ganz mit Lack ausfüllen, wenn sie dadurch nicht zu kompakt wirken. Sonst nur die Mitte lackieren, die Seiten frei lassen.

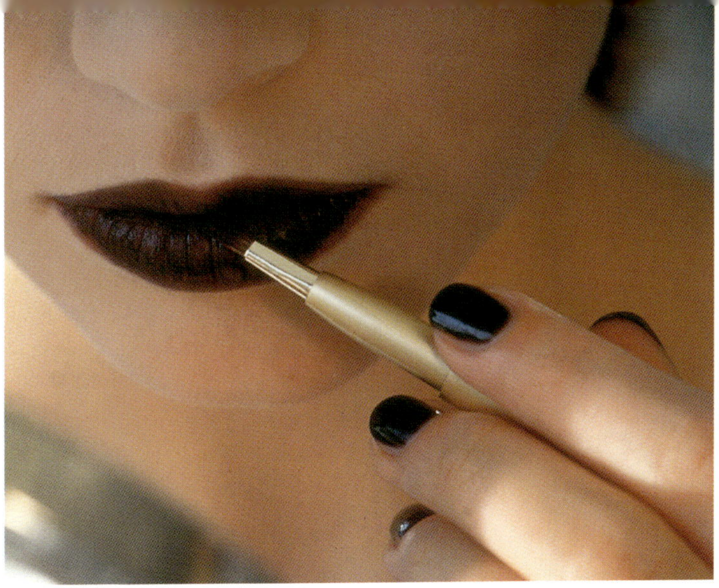

- *Nägel mit kleiner Nagelplatte* kann man auch etwas länger wachsen lassen. Die Nagelkuppe darf aber nicht länger als die Nagelplatte sein, sonst wirken die Nägel schaufelförmig. Keine dunklen Lacke verwenden und nur die Mitte lackieren, die Seiten frei lassen.
- *Nägel mit langer Nagelplatte* und extrem lange Finger lassen sich optisch verkürzen, wenn man die Nägel kurz feilt und beim Lackieren den Nagelmond frei lässt.

DUNKLER Lippenstift und Nagellack müssen besonders sorgfältig aufgetragen werden, weil auch kleine Patzer gleich auffallen

Einfach perfekt lackiert

Moderne Lacke machen das Auftragen kinderleicht. Mit der richtigen Technik und etwas Übung können Sie Ihre Nägel wie ein Profi lackieren.

Wichtig sind eine gute Pflege der Nägel und die richtigen Materialien zum Lackieren: Dazu gehören neben dem eigentlichen Nagellack auch Unterlack, Rillenfüller, Überlack, Korrekturstift und Nagellackentferner.

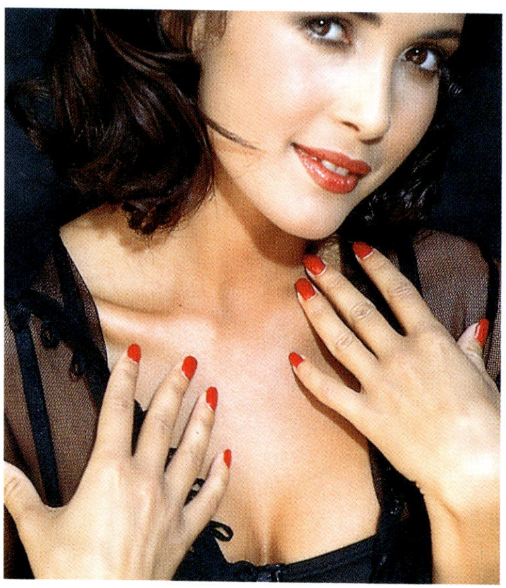

Das brauchen Sie

- ***Unterlack (Base Coat)*** Er schützt bei allen dunklen Farben die Nagelplatte davor, zu „vergilben". Bei hellen Lacken ist er eigentlich nicht nötig, erleichtert aber das Lackieren.
- ***Rillenfüller (Ridge Filler)*** Er ist absolut ideal für Nägel mit Längs- oder Querrillen, weil damit eine glatte Fläche für den Lack geschaffen wird. Gibt es in Beige oder Rosa.
- ***Überlack (Top Coat)*** Dieser Transparentlack versiegelt die Oberfläche, schützt den Farblack vor dem Ausbleichen und Absplittern sowie vor Kratzern und macht ihn haltbarer.
- ***Korrekturstift*** Die Filzspitze dieser praktischen Stifte ist mit Lackentferner getränkt. Kleine Patzer sind damit schnell beseitigt.
- ***Nagellackentferner*** Stimmen Sie ihn auf Ihre Nagelqualität ab: Weiche Nägel mögen kein Aceton oder andere agressive Stoffe; auch Kunstnägel sollten nur mit acetonfreiem Nagellackentferner behandelt werden.

Lackieren wie ein Profi

Es ist wichtig, dass die Nägel vor dem Lackieren absolut trocken und fettfrei sind, damit der Lack gut hält. Um sicherzugehen, dass sich kein feiner Fettfilm auf dem Nagel befindet, fahren Sie mit einem leicht in Lackentferner getränkten Wattebausch darüber.

1 ***Unterlack auftragen*** Er verbessert die Haltbarkeit und schützt den Nagel vor Verfärbungen. Außerdem erleichtert er ein gleichmäßiges Auftragen des Farblacks.

2 ***Sorgfältig dosieren*** Schütteln Sie das Fläschchen vor dem Öffnen ein paarmal gut durch. Streifen Sie nach dem Eintauchen den Pinsel innen am Flaschenrand flach ab, um Farbüberschuss zu entfernen. Dann lässt sich der Lack gleichmäßiger auftragen und die einzelnen Schichten werden nicht zu dick.

3 ***Richtig ansetzen*** Setzen Sie den Pinsel nicht unten am Nagelrand, sondern auf der Mitte des Fingernagels an, damit Nagelrand und Nagelhäutchen nicht mit dem Lack überschwemmt werden. Den Pinsel dann langsam nach unten bis zum Nagelrand schieben.

1

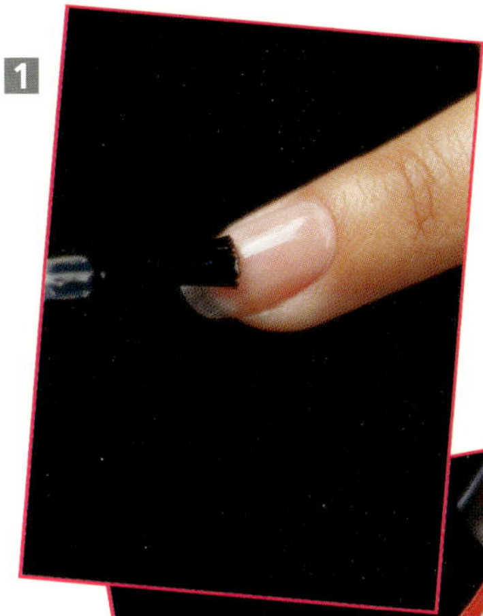

2

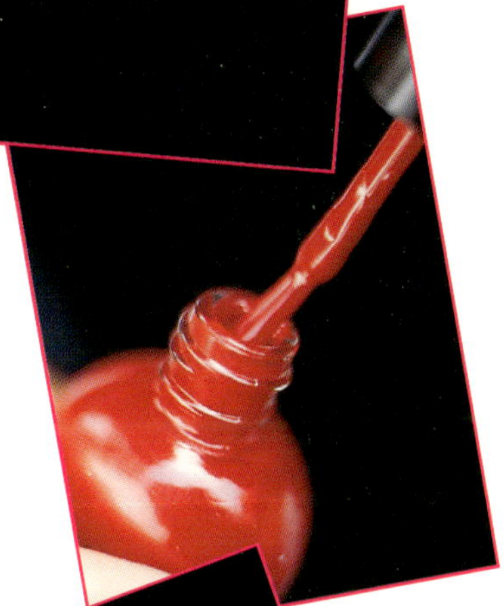

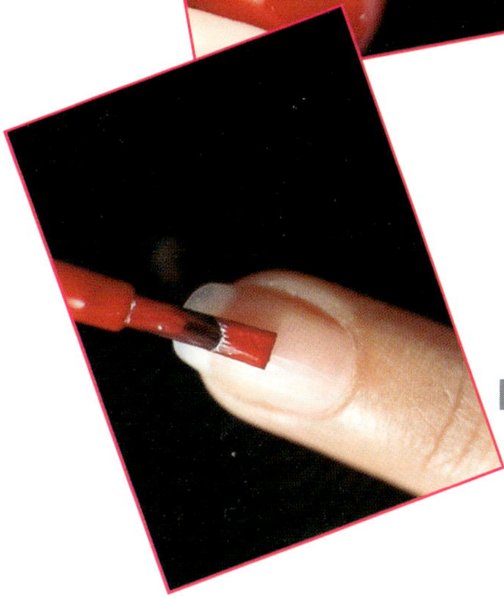

3

4

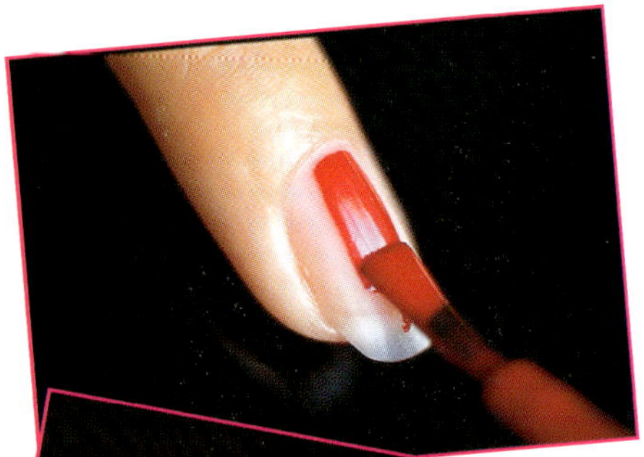

5

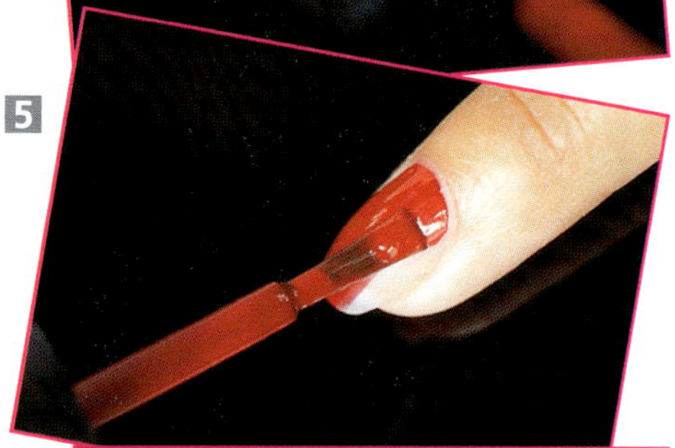

6

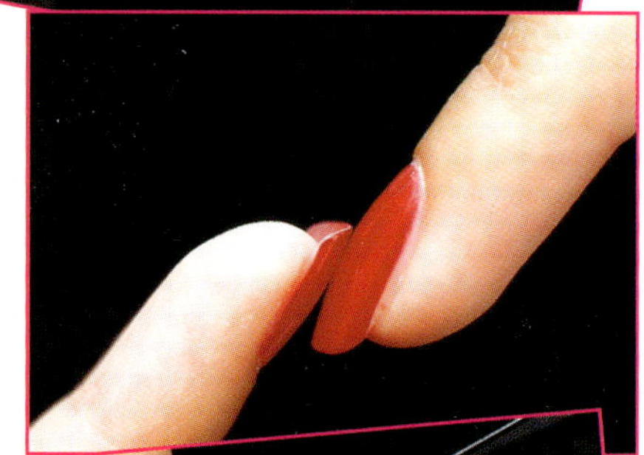

7

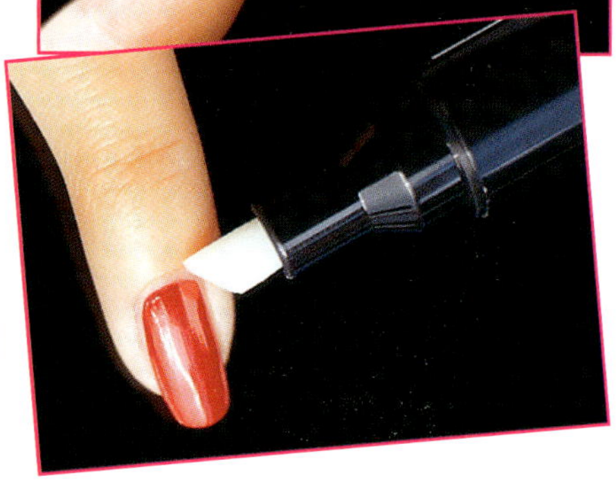

4 ***Längsstrich ziehen*** Ziehen Sie dann den Pinsel ohne abzusetzen vom Nagelrand bis zur Nagelspitze hoch.

5 ***Nagel auslackieren*** Anschließend füllen Sie mit weiteren Längsstrichen die Seiten aus. Je zügiger Sie arbeiten, desto gleichmäßiger wird die Lackschicht.

6 ***Trockenheit testen*** Jede Schicht Nagellack gut trocknen lassen, bevor Sie die nächste auftragen. Der Lack ist trocken, wenn zwei Nagelflächen beim leichten Aneinanderklicken nicht mehr kleben. Einige Lacke trocknen in einer Minute. Aber normalerweise braucht jede Schicht jeweils fünf Minuten und mehr. Sie muss nämlich vollkommen durchgetrocknet sein, um allen Kratzern und Stößen zu widerstehen.

7 ***Lackpatzer korrigieren*** Mit einem Korrekturstift, dessen Spitze mit Lackentferner durchtränkt ist, können Sie Lackpatzer auf der Haut bequem entfernen.

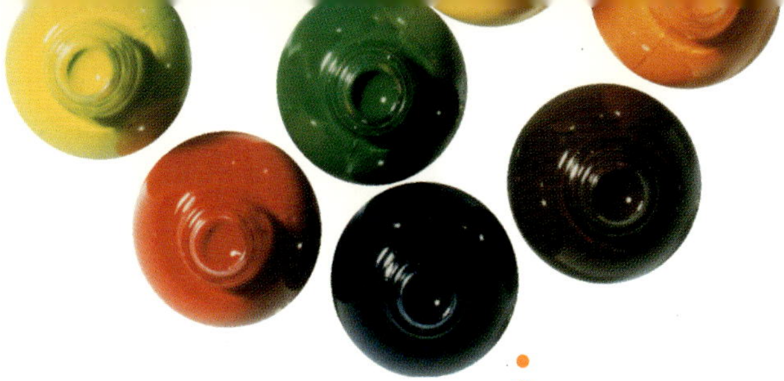

TIPPS FÜR SUPER NÄGEL

- *Leicht verfärbte Nägel* lassen sich bleichen: Eine kleine Schüssel zu gleichen Teilen mit Seifenwasser und Wasserstoffperoxid (aus der Drogerie) füllen und die Nägel für ein paar Minuten darin baden. Alternativ dazu kann man die Nägel mit Zitronensaft bürsten (siehe Seite 13).
- *Unansehnliche Unterseiten* der überstehenden Nagelspitze kann man mit einer spitz geschnittenen Papierfeile reinigen. Profis haben dafür Minifräsen.
- *Schnelles Trocknen* frisch aufgetragenen Nagellacks erreichen Sie mit Trockenspray, dessen Treibgas die Lackfläche kühlt und erstarren lässt. Das gilt aber nur für die oberste Schicht, die übrigen müssen von alleine trocknen. Das Anhauchen frisch lackierter Nägel bringt nichts, weil die Feuchtigkeit in der Atemluft den Trockenvorgang hinauszögert.
- *Stumpf gewordener Lack* auf den Nägeln lässt sich mit einer Polierfeile schnell wieder zum Glänzen bringen. Ursachen für das Nachlassen des Glanzes sind häufig Handcremes und Reinigungsmittel.
- *Eingedickter Lack* lässt sich schlecht auftragen. Achten Sie darauf, dass Sie das Lackfläschchen nach dem Gebrauch immer möglichst schnell und sorgfältig verschließen. Solange es offen steht, kann das Lösungsmittel verdunsten und der Lack wird dann mit der Zeit zäh.

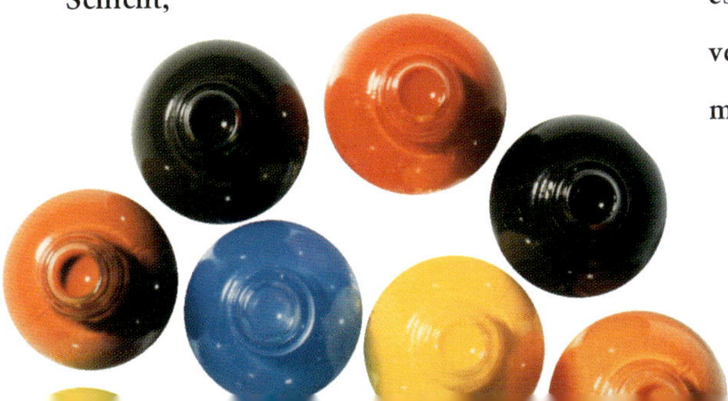

French

Mal Lust auf was anderes, aber nicht gleich auf ein ganz wildes Design? Mit French Manicure werden Ihre Hände zum wahren Schmuckstück – nicht nur für große Feste.

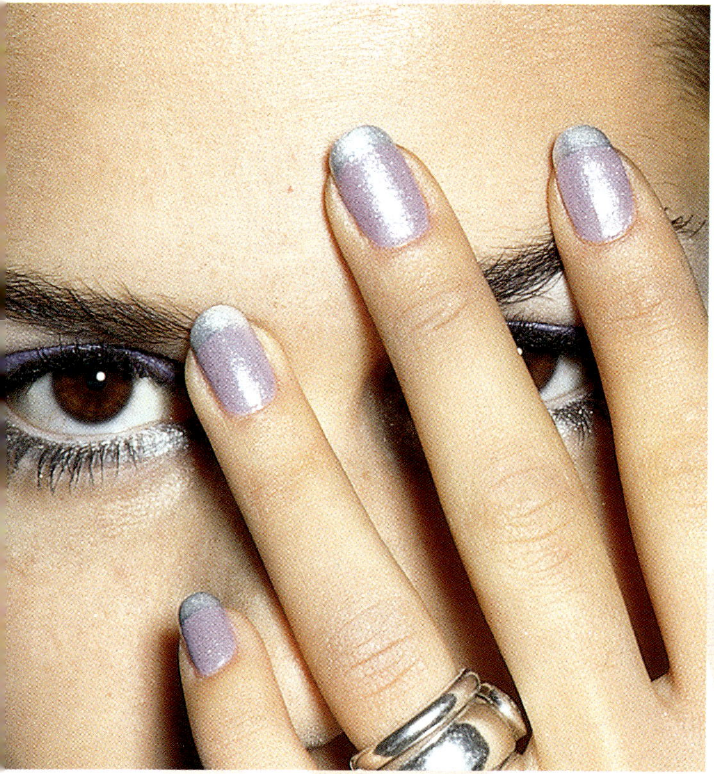

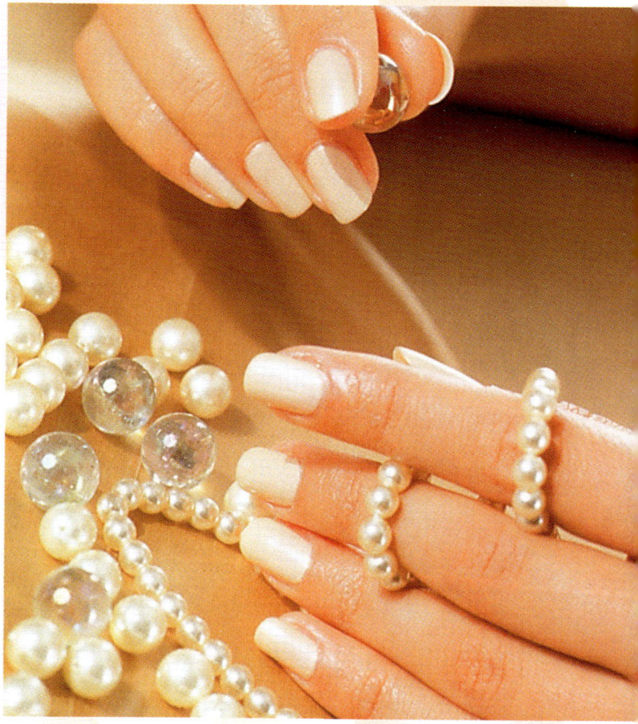

French Manicure wurde vor Jahren von französischen Modedesignern erfunden: Damit die Nägel der Mannequins immer zu allen Kleidern passten, wurden sie farblos oder rosa lackiert mit schneeweißen Spitzen. In den USA ist dieser Look für Natur- und Kunstnägel heute besonders beliebt.

MANICURE

So wird es gemacht
Man kann die French Manicure frei oder mit Schablone auftragen: In beiden Fällen wird zuerst der transparente oder beigefarbene Lack auf den ganzen Nagel aufgetragen. Dann wird die Nagelspitze weiß lackiert oder mit einem Nagelweißstift untermalt. Dabei sollte man mit der gebogenen Linie zwischen Nagelbett und Nagelspitze – auch »Smile«-Linie genannt – abschließen. Das ist ohne Hilfsmittel nicht ganz einfach; leichter geht's, wenn man vor dem Lackieren der Spitze unterhalb der Smile-Linie einen French-Manicure-Schablonenstreifen aufklebt. Nach dem Trocknen des Lacks kann er dann einfach abgezogen werden.
Wichtig ist, dass der weiße Lack nicht zu dickflüssig ist, sondern die gleiche Konsistenz wie die beiden anderen Lacke hat. Der dritte, roséfarbene Lack gleicht die Trennlinien dann wieder aus. Zum Schluss wird alles mit einem klaren Überlack versiegelt.
Praktisch sind komplette French-Manicure-Sets mit allen drei Lacken. Inzwischen gibt es French Manicure auch in anderen Farbkombinationen, wie etwa Violett-Silber, Silber-Gold oder Blau-Hellblau.

Hochzeitsnägel sind vor allem für die Braut gedacht, doch so streng wird das nicht mehr gesehen. Auch Brautjungfern und Gäste dürfen sie tragen.
Die Farben sind natürlich die klassischen Hochzeitsfarben Weiß und Rosa.

Gut geeignet für festliche Brautnägel ist z. B. die French Manicure. Schön sind auch rosa Nägel mit einem weißen Nail-Art-Motiv, mit Strasssteinen oder Mini-Perlen verziert.

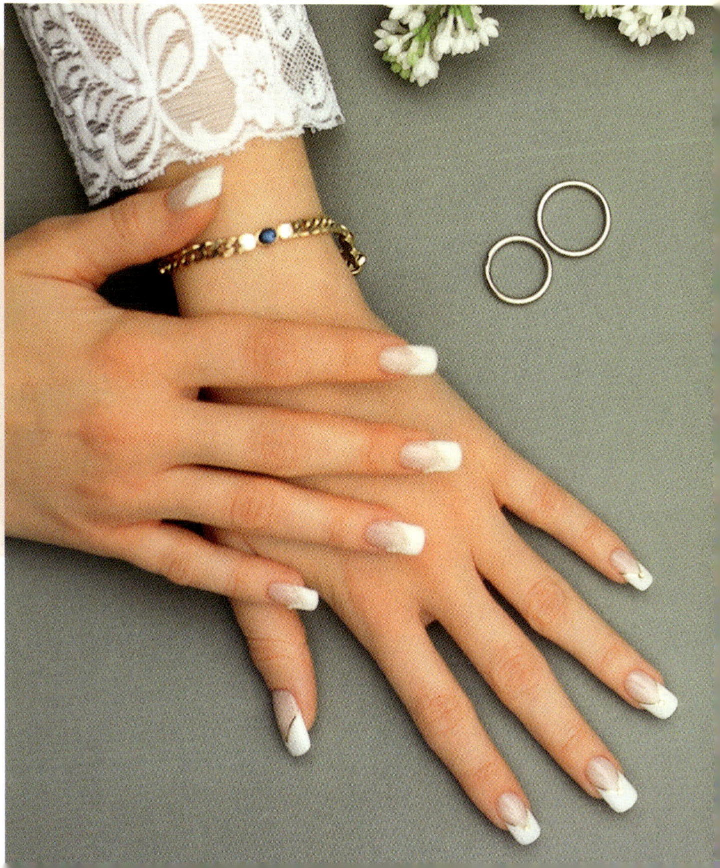

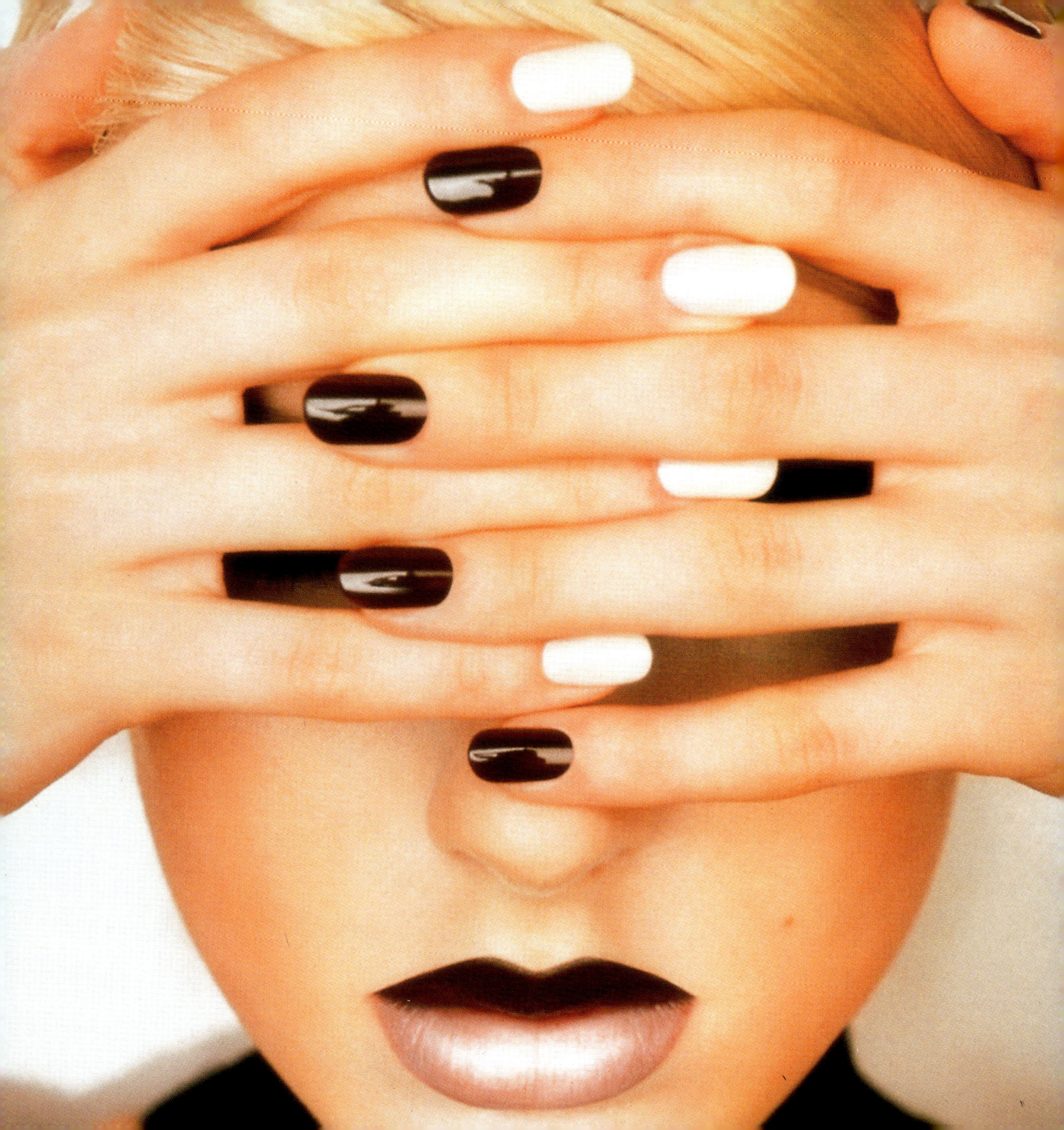

KUNSTNÄGEL

DER SCHÖNE SCHEIN
FÜR ALLE FÄLLE
CHIC UND AUSGEFALLEN

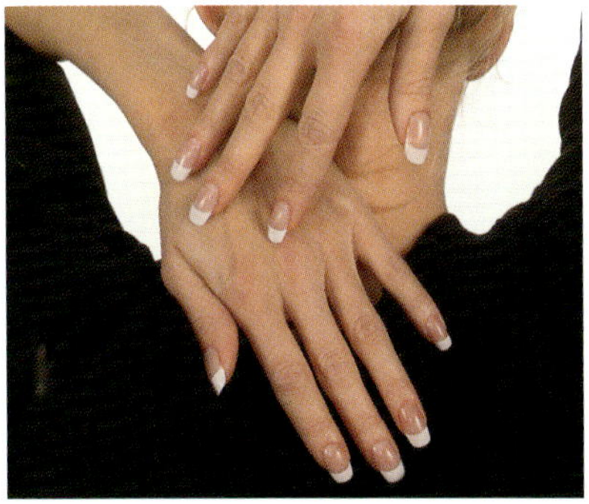

Nägel verlängern – kein Problem

Kennen Sie Kunstnägel? Sie sind nicht immer nur lang und farbig lackiert, sondern können auch ganz natürlich wirken.

NATURNÄGEL und modellierte Nägel – beides kann gepflegt wirken

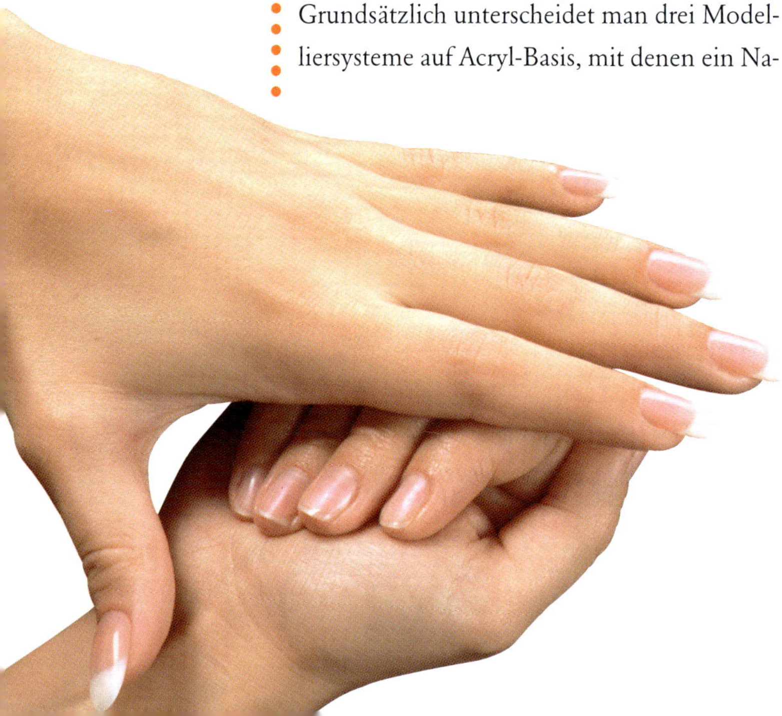

Kurze Nägel mit einem Kunststoffnagel auf lang trimmen, abgebrochene Nägel mit Gel neu modellieren – das können Sie im Nagelstudio oder selbst zu Hause machen.

Die Modelliersysteme

Grundsätzlich unterscheidet man drei Modelliersysteme auf Acryl-Basis, mit denen ein Nagel verlängert, verstärkt oder ausgebessert werden kann:

- Pulver plus Flüssigkeit (selbsthärtend)
- Gel (lichthärtend)
- Gewebe und Gel (licht- und selbsthärtend)

Bei den selbsthärtenden Systemen werden zwei Komponenten zusammengemischt, die dann an der Luft aushärten. Bei den lichthärtenden Systemen wird ein bereits gemischter Kunststoff unter UVA-Licht ausgehärtet.

Ob Pulver, Gel oder Gewebe – welches der Modelliersysteme für Ihre Nägel infrage kommt, lassen Sie am besten vom Profi austesten. Für 12 bis 15 DM – manchmal sogar kostenlos – wird Ihnen jedes Nagelstudio einen Probenagel applizieren. Wenn Sie wissen, wie Ihr Naturnagel auf das ausgewählte System reagiert, können Sie sich Ihre Nägel natürlich auch selbst verlängern. Die Materialien bekommen Sie im Handel.

Die Modelliertechniken

Es gibt drei Techniken, mit denen Sie sich längere bis sehr lange Nägel zaubern können:

- ***Kunststoff-Tips*** Auf die Naturnägel werden Nagelverlängerungen aus Kunststoff aufgeklebt.
- ***Schablonentechnik*** Die Kunstnägel werden mit Gel bzw. Pulver plus Flüssigkeit über eine Schablone geformt.
- ***Gewebetechnik*** Die Nägel werden mit Fiberglas- oder Seidengewebe verstärkt (siehe Seite 51).

Nagelverlängerung mit Tips

Soll ein Tip aufgeklebt werden, muss der eigene Nagel möglichst kurz sein. Er wächst unter dem Kunstnagel weiter, d. h. je kürzer der Naturnagel anfangs ist, desto länger dauert es, bis der Tip neu befestigt werden muss.

1 ***Oberfläche anrauen*** Die Naturnägel müssen absolut fettfrei sein, bevor sie mit einer Spezialfeile ganz leicht angeraut werden. Dabei werden sie nicht beschädigt; der feine Feilstaub wird anschließend gleich entfernt. Durch die angeraute Oberfläche verbindet sich der Kleber gut mit dem Untergrund.

2 ***Tip ankleben*** Jetzt sucht die Nailstylistin den passenden Tip für jeden Nagel aus. Der Tip wird mit dem Kleber möglichst ohne das kleinste Luftbläschen auf den Naturnagel geklebt.

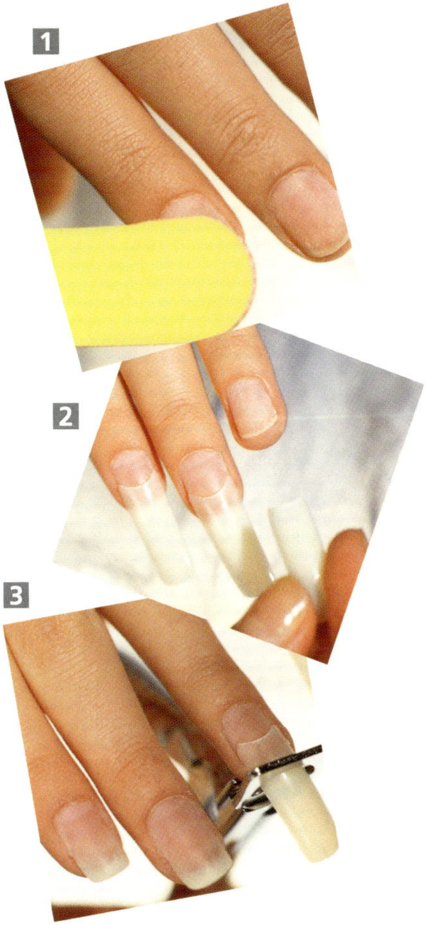

4

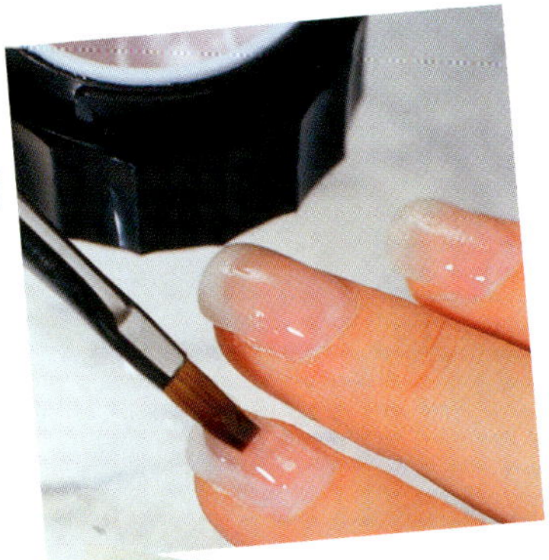

5

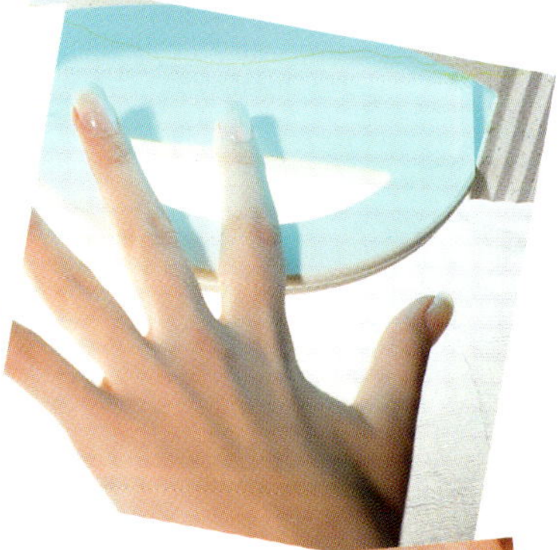

6

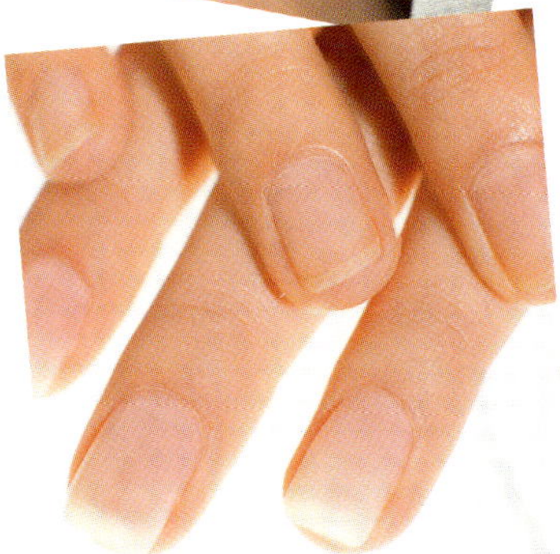

KUNSTSTOFF-TIPS bieten sich auch für sehr kurze Naturnägel an, die auf eine einheitliche Länge gebracht werden sollen

3 ***Tip kürzen*** Nach dem Kürzen mit dem Knipser (siehe Abb. **3** auf der Vorseite) feilt man den Tip in Form und „planiert“ mit einer weichen Feile den Übergang zwischen Tip und Naturnagel. Dabei nur auf dem Tip, nie auf dem Nagel feilen.

4 ***Gel auftragen*** Der nächste Schritt ist das Modellieren der gesamten Nagelfläche mit Gel. Etwaiger Überschuss auf der Nagelhaut muss mit einem Holzstäbchen entfernt werden, denn hier lösen sich sonst Gel und Nagel bald voneinander und es geraten Luft und Feuchtigkeit unter die Modellage.

5 ***Aushärten*** Je nach Modelliersystem härtet der Gelüberzug an der Luft aus, wird mit einer Aktivator-Flüssigkeit (zum Binden des Klebers) besprüht oder unter der UVA-Lampe ausgehärtet. Dieser Vorgang wird eventuell noch einmal wiederholt.

6 ***Das Finish*** Die perfekte Form wird akribisch nachgefeilt und der Nagel mit einem speziellen Öl poliert, das auch die Nagelhaut pflegt. Dann wird er mit der Polierfeile auf Hochglanz gebracht.

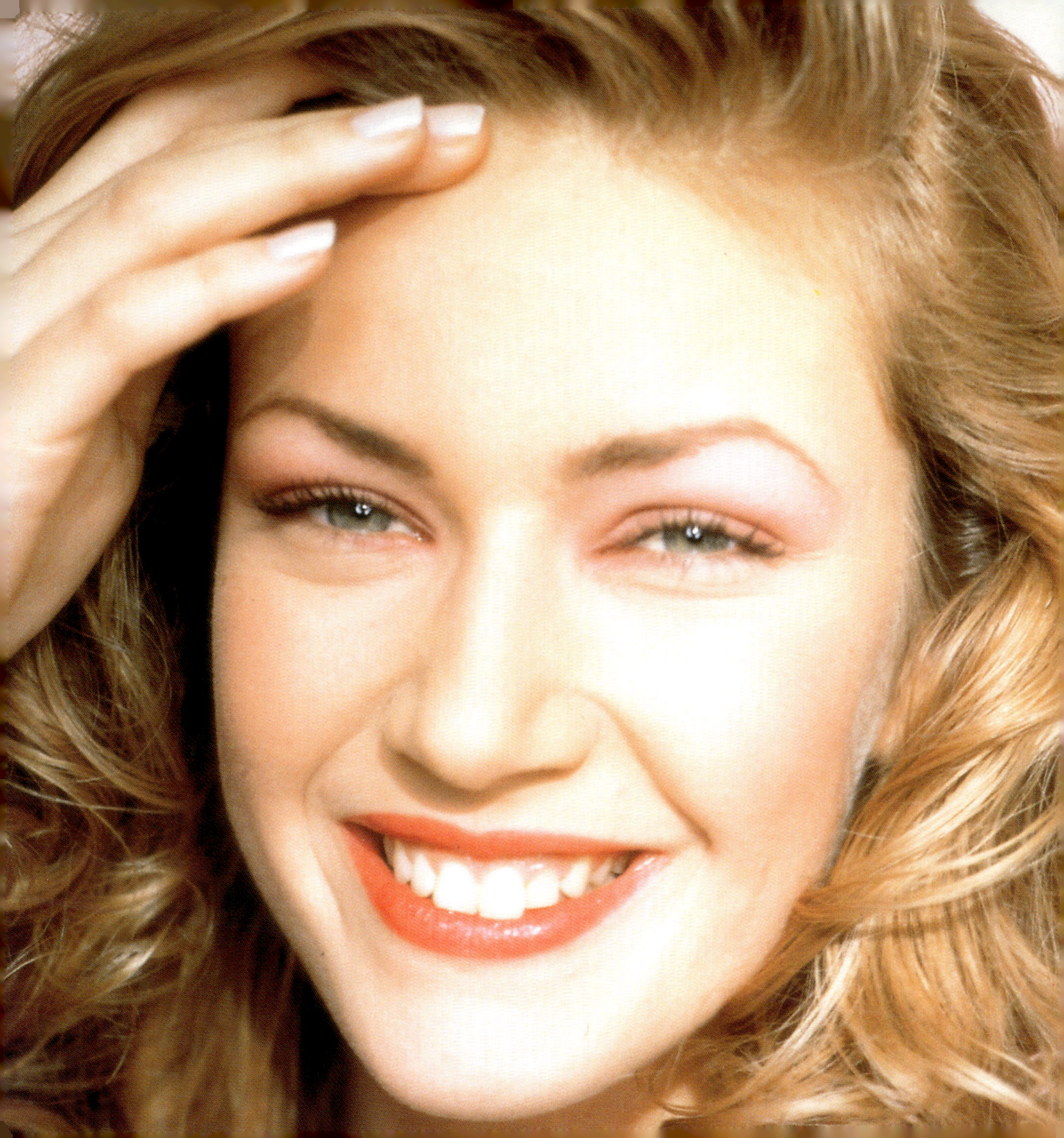

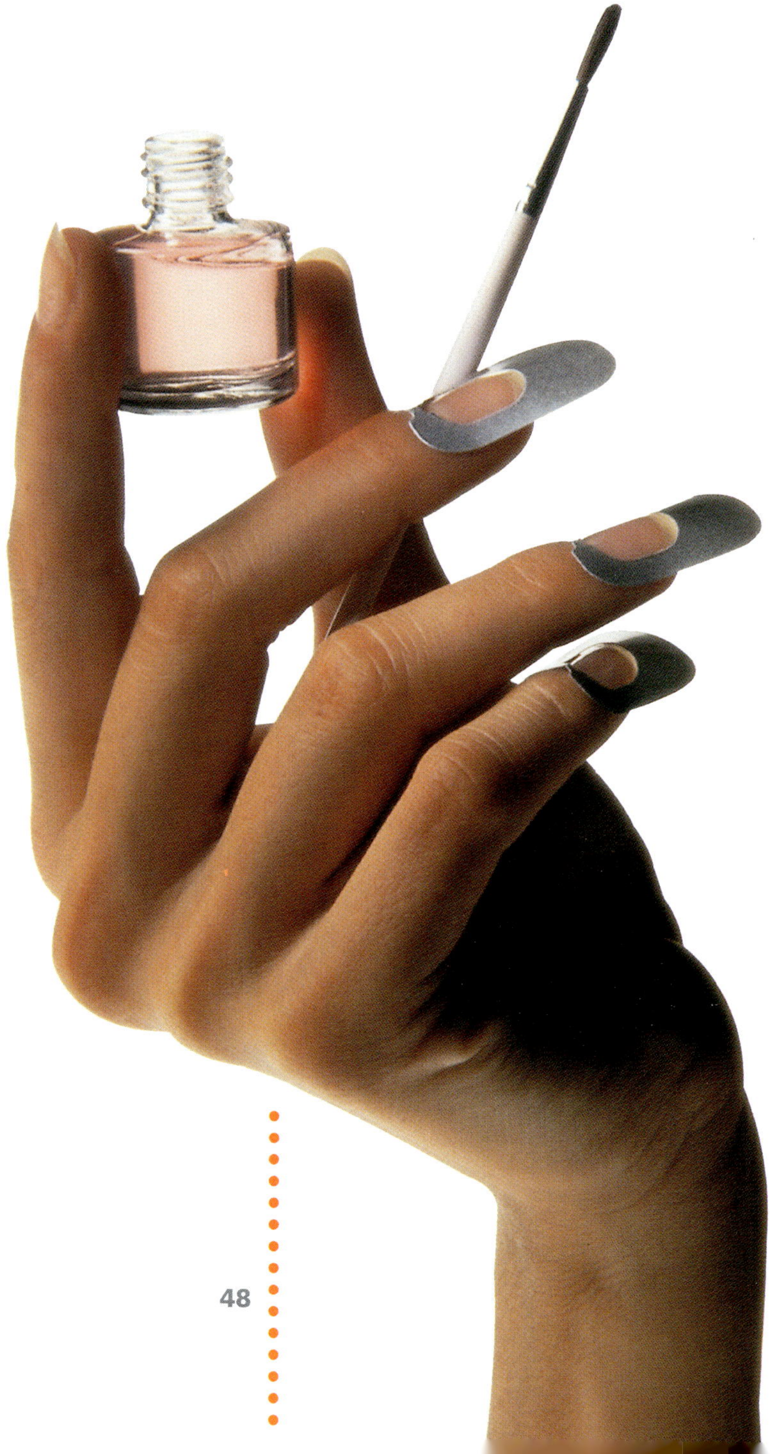

Nagelverlängerung mit der Schablonentechnik

Das Modellieren des Acryl-Gels über einer Schablone bietet sich vor allem dann an, wenn die Nagelplatte extrem kurz, sehr weich, deformiert oder uneben ist (z.B. bei Nagelkauern). Derartige Nagelplatten bilden keine gute Basis für das Aufkleben eines Tips, die Verlängerung hält oft nicht lang. Das Modellieren mit Acryl-Gel ist hier eine gute Alternative. Auch wenn Sie auf den Tip-Kleber allergisch reagieren, können Sie auf die Gel-Variante ausweichen.

Das Arbeiten mit Schablonen erfordert viel Fingerspitzengefühl, da sie exakt sitzen sollen und das Gel besonders genau modelliert werden muss. Schauen Sie sich im Studio an, wie es gemacht wird. Mit etwas Übung können Sie diese Technik dann auch zu Hause anwenden.

1 ***Nagel mattieren*** Zur Vorbereitung wird der Naturnagel zunächst mit einer Feile gekürzt, die Seiten gleichmäßig abgerundet und die Nagelhaut vorsichtig zurückgeschoben. Dann wird der Glanz des Naturnagels mit einem Buffer (einem kleinen Styroporblock) sanft entfernt (ohne Bild).

2 ***Schablone ansetzen*** Die vordere Aussparung der Schablone wird unter die Nagelspitze geschoben, die Seiten anschließend leicht angedrückt. Die Schablone sollte dabei dem geraden Lauf des Naturnagels folgen, um eine möglichst gleichmäßige Modellage zu erlauben.

3 ***Gel auftragen*** Mit der Pinselspitze wird dann ein etwa erbsengroßer Tropfen Gel aufgenommen und vorn auf der Schablone angesetzt. Das Gel wird auf den Naturnagel modelliert und nach beiden Seiten hin ausgeformt. Dabei ist wichtig, dass die Masse zu den Rändern hin hauchdünn modelliert wird und zwischen Nagelhaut und Beschichtung immer ein haarfeiner Zwischenraum bleibt.

4 ***Das Finish*** Ist die Modellage abgeschlossen, folgt wieder die Härtung des Gels durch Luft oder UVA-Licht. Anschließend wird die Schablone entfernt und die Nagelbettzone sanft gefeilt, bis der modellierte Nagel keine Unebenheiten mehr aufweist. Zum Schluss wird er eingeölt und glänzend poliert. Im letzten Schritt kann der Nagel dann lackiert werden – ganz nach Geschmack.

2

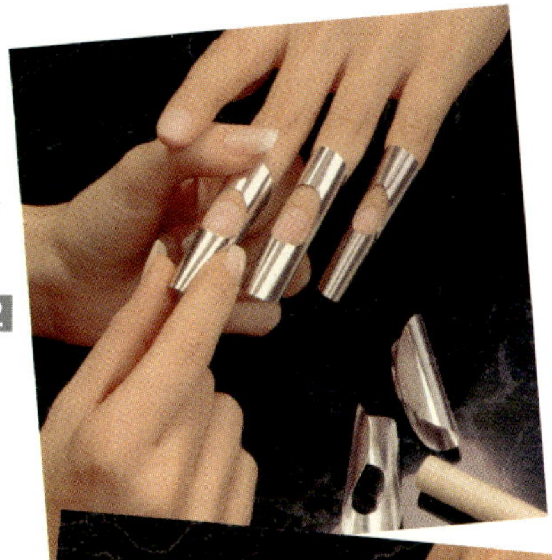

3

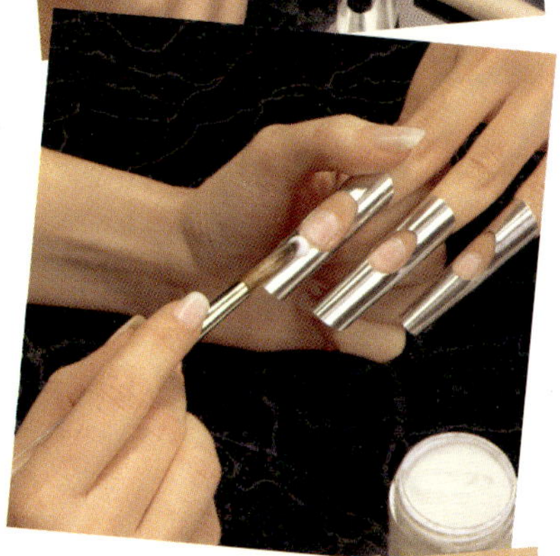

4

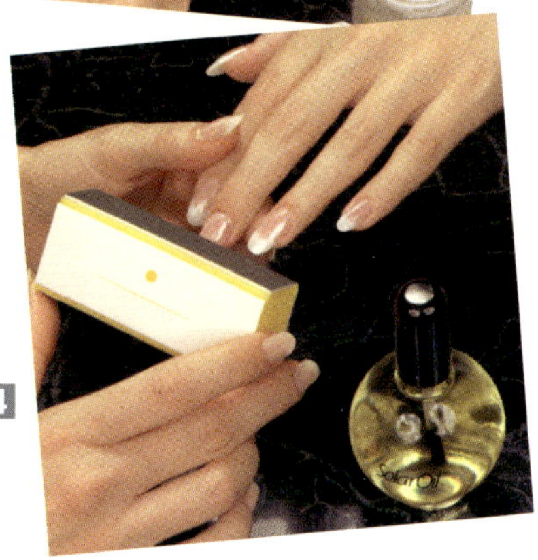

Nägel verstärken – ganz einfach

Wollen Sie Ihre eigenen Nägel ohne großen Aufwand ein wenig verstärken? Modellage macht auch das möglich.

Zum Verstärken von Naturnägeln eignen sich alle selbst- und lichthärtenden Modelliersysteme, mit oder ohne Gewebezusatz.

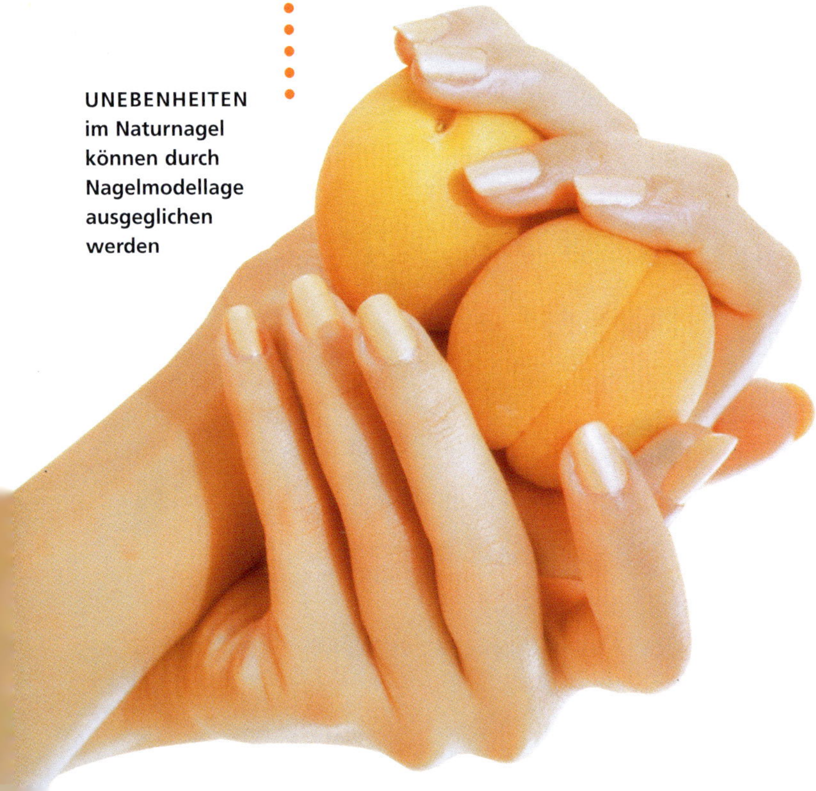

UNEBENHEITEN im Naturnagel können durch Nagelmodellage ausgeglichen werden

Verstärken mit Kunststoff-Tips

Bei sehr weichen Nägeln oder solchen mit einer kurzen Nagelplatte ist es besser, diese mit einem Kunststoff-Tip zu verstärken, da sich ein einfacher Gelüberzug zu schnell von der Nagelplatte lösen könnte.

Sollen zunächst alle zehn Nägel auf eine einheitliche Länge gebracht werden, bietet sich ebenfalls eine Verstärkung mit Tips an: Der Kunststoff-Tip wächst mit dem Naturnagel langsam heraus, während der Zwischenraum zwischen Tip und Nagel alle drei bis vier Wochen mit Gel aufgefüllt wird. Ist die künstliche Tip-Spitze schließlich herausgewachsen, hat man gleichmäßig verstärkte Nägel. Wer später seine Nägel wieder ohne alles tragen möchte, lässt den Überzug herauswachsen. Ungeduldige können ihn mit einer körnigen Feile schon vorher vorsichtig planieren und abfeilen.

Verstärken mit Gewebe

Fiberglas oder Seide, manchmal auch Leinen, eignen sich als zusätzliche Verstärkung oder auch zur Reparatur von Natur- und Kunststoff-Tip-Nägeln.

1 ***Grundierung auftragen*** Zunächst wird der Nagel mit einer Feile gekürzt, Ecken und Kanten gleichmäßig abgerundet und die Nagelhaut zurückgeschoben. Dann wird der Nagel mit einem Buffer (einem kleinen Styroporblock) leicht mattiert. Anschließend wird direkt aus der Flasche ein Tropfen Gel als Grundierung auf die Nagelplatte gegeben.

2 ***Gel auftragen*** Durch Hinzufügen eines Aktivators zum Binden wird das Gel über die gesamte Nagelfläche verteilt. Wichtig dabei ist, dass zwischen Gel und Nagelbett ein haarfeiner Zwischenraum bleibt.

3 ***Gewebe platzieren*** Mit einer Seidenschere wird ein etwa nagelgroßes Stück Gewebe abgeschnitten und auf dem Nagel platziert. Die hauchfeinen Gewebe haben eine gummierte Unterfläche, mit der sie von selbst auf dem Nagel haften.

1

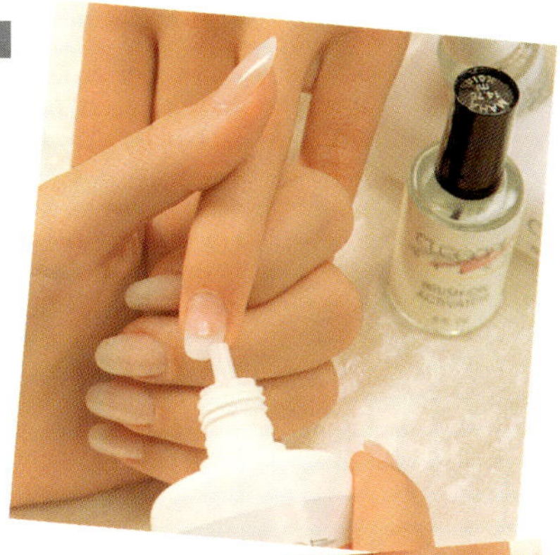

2

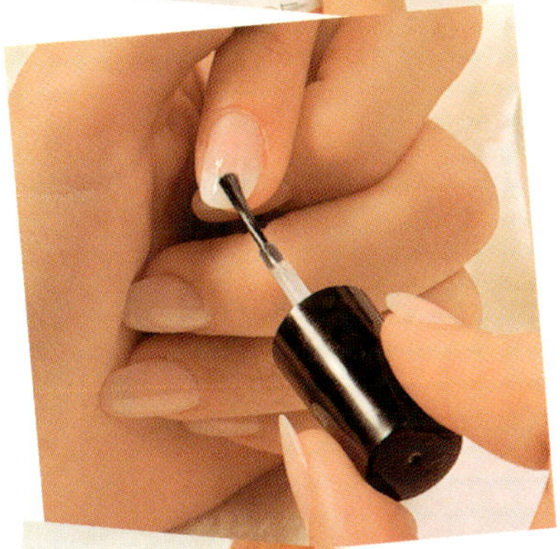

3

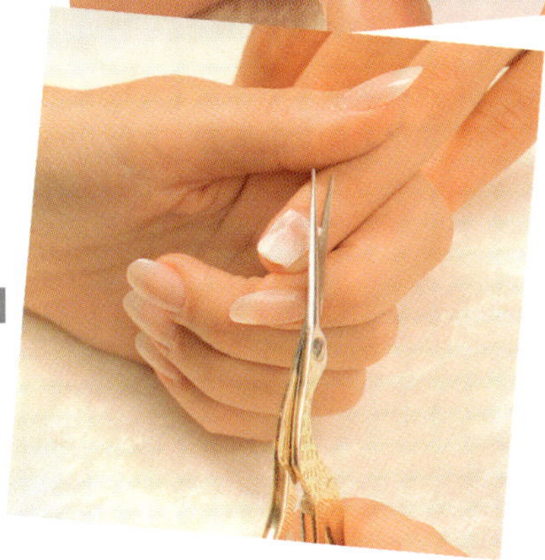

4

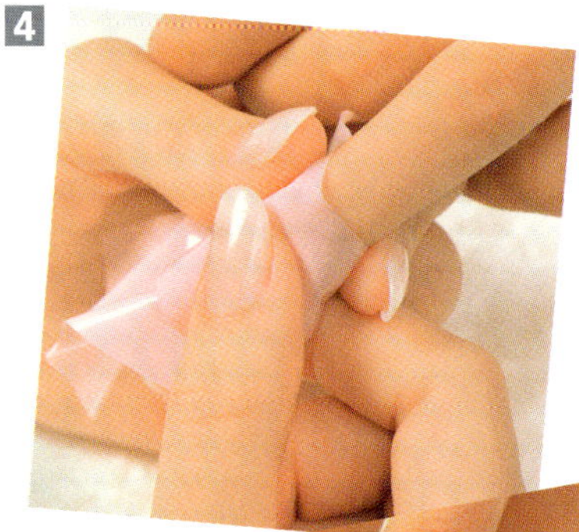

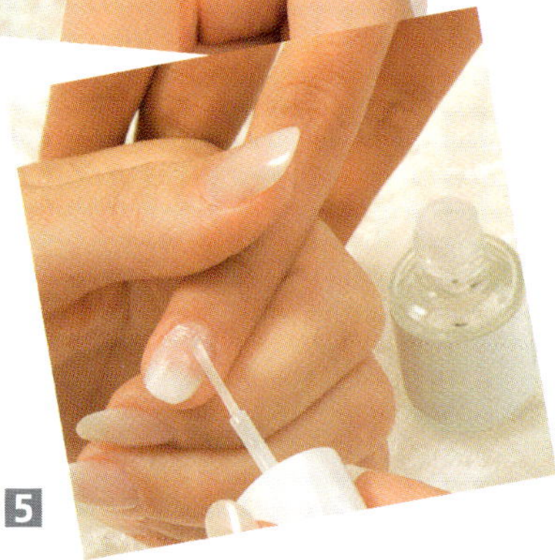

5

4 ***Gewebe andrücken*** Größe und Form des Gewebestücks wird zunächst durch Nachschneiden so korrigiert, dass auch hier wieder haarfeine Freiräume zu Nagelhaut und Seiten bleiben. Dann wird es mit nichthaftender Folie (Bonding Sheet) auf dem Nagel angedrückt.

FIBERGLAS oder Seide verstärken dünne Naturnägel

5 ***Gel auftragen*** Die Gewebefläche wird nun mit Kleber durchtränkt, bis das Gewebe vollkommen transparent ist. Anschließend wird die gesamte Nagelfläche mit Gel „auslackiert“ (die haarfeinen Zwischenräume zum Nagelbett müssen frei bleiben). Zum Schluss wird die Nageloberfläche durch sanftes Buffen geglättet, eingeölt und poliert.

Das macht Ihre Nägel härter

Basis- oder Unterlacke gibt es von allen Kosmetikherstellern, die Nagellacke anbieten. Manche sind bereits mit besonderen Härtern oder Feuchtigkeitsspendern, die den Nagel zusätzlich pflegen, ausgerüstet. Für besonders empfindliche, dünne Nägel empfiehlt sich eine spezielle Basis, deren Wirkstoffe in die Nagelplatte eindringen und sie gegen Umwelteinflüsse versiegeln können.

Daneben gibt es Verstärkerlacke mit Seiden- oder Nylonfasern, die eine feste, elastische Schicht über den Nagel legen, dazu Kurcremes und -lotionen, die durch Mineralien und Spurenelemente das Wachstum langfristig fördern und den Nagel festigen sollen.

Außerdem kann man natürlich mit der richtigen Ernährung (siehe Seite 18/19) eine Menge für seine Nägel tun.

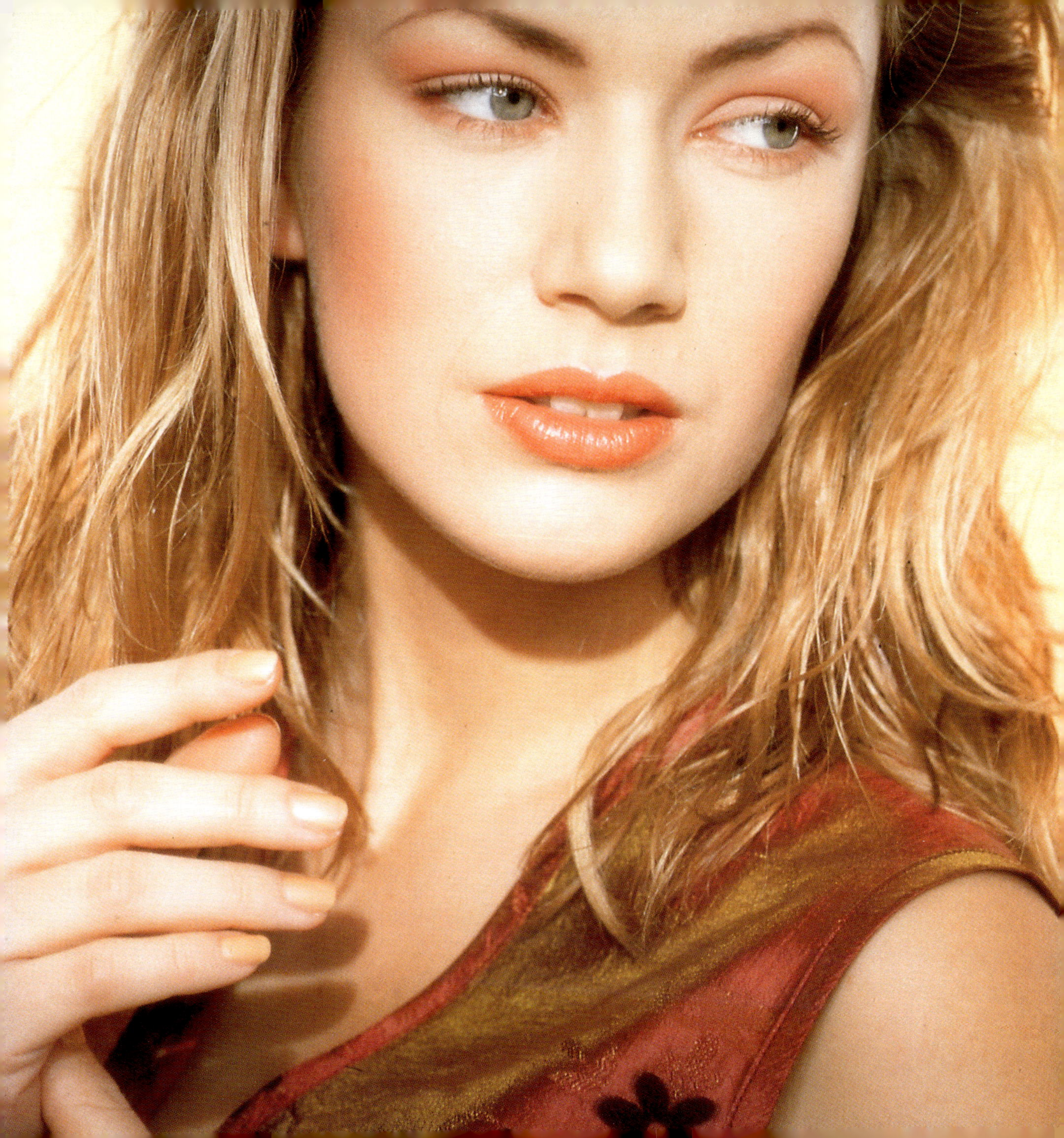

Das müssen Sie noch wissen

Haben Sie noch Fragen zur Verstärkung und Verlängerung von Nägeln, oder zu Kunstnägeln ganz allgemein? Hier ein paar Hinweise.

Kunstnägel – ein teuer Spaß?

Es lohnt sich, die Preise verschiedener Nagelstudios miteinander zu vergleichen: Ein ganz neues Set von zehn Nägeln, ob sie nur verstärkt oder auch mit einem Tip versehen werden, kostet beispielsweise zwischen 120 und 180 Mark. Für das Auffüllen beim Nachwachsen des Naturnagels müssen Sie mit 60 bis 90 Mark rechnen. Dazu kommen oft noch die Kosten für das Lackieren oder für weiteren Service. Für zu Hause brauchen Sie außerdem Zubehör wie Feilen, Lackentferner und Kleber. Informieren Sie sich über die Preise in den Parfümerien oder Drogerien; bei Feilen und Lackentfernern sind bei den bekannten Firmen keine großen Preisunterschiede festzustellen.

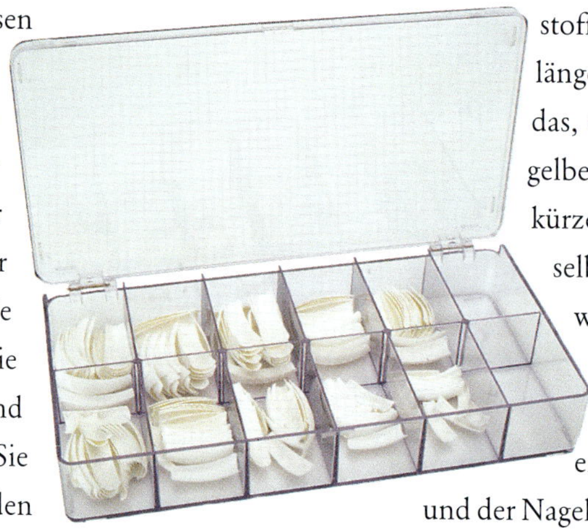

KUNSTSTOFF-TIPS gibt es in unterschiedlichen Größen und Formen, passend für jeden Nagel. Bereits fertig lackierte Tips können einfach aufgeklebt werden (großes Foto)

Welche Länge ist möglich?

Diese Entscheidung ist abhängig von Ihrem Typ und liegt natürlich allein bei Ihnen. Als Faustregel für eine Verlängerung mit Kunststoff-Tips gilt aber: Die Verlängerung des Nagels – also das, was über das Naturnagelbett hinausreicht – sollte kürzer als das Nagelbett selbst sein. Optimal ist es, wenn der Tip halb so lang ist. Sonst gibt es schnell einen unerwünschten Kippeffekt und der Nagel knickt schmerzhaft ab.

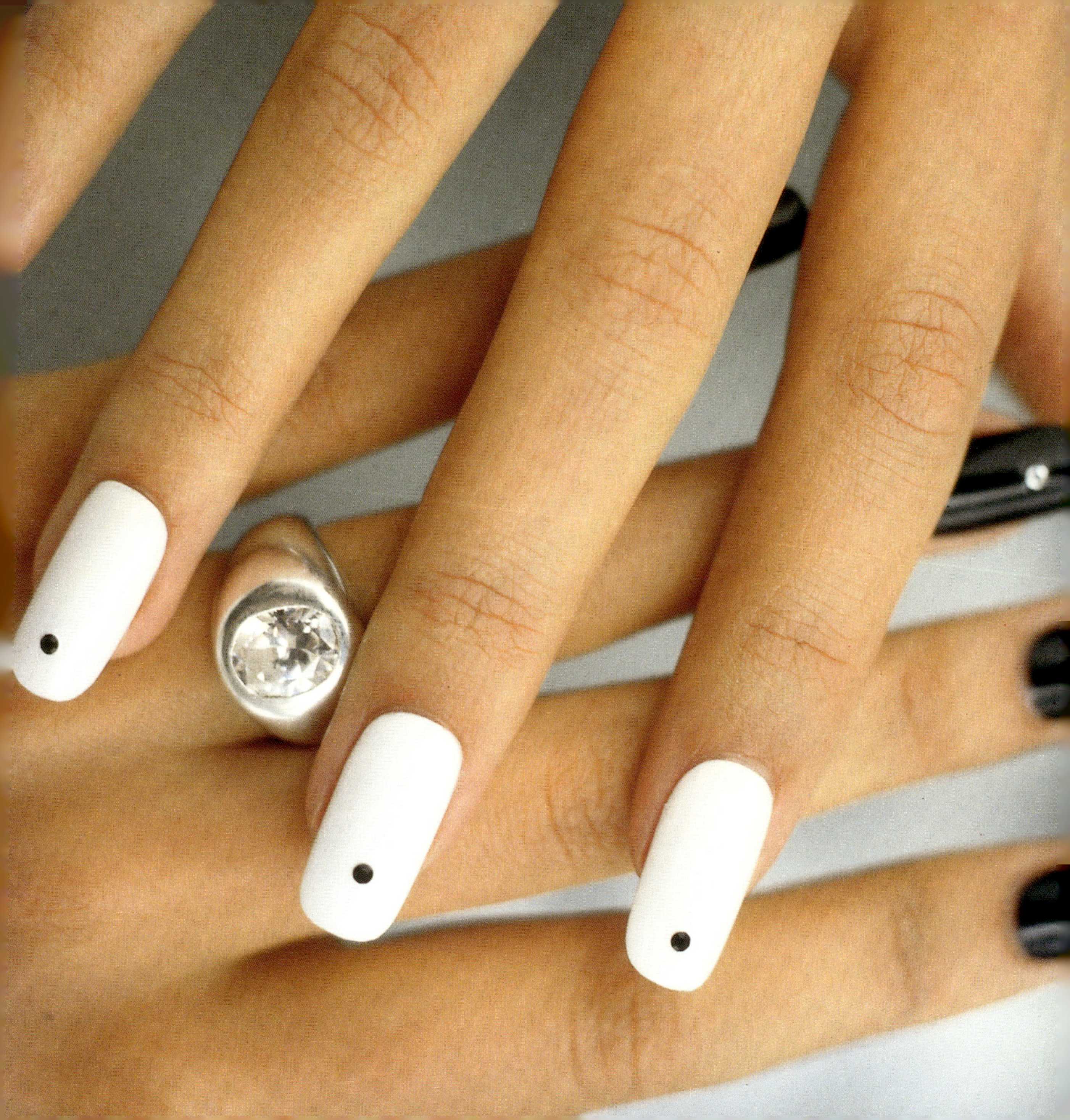

Nagel und Tip sollten auch an den Seiten nicht zu schmal oder zu tief heruntergefeilt werden, weil das die Haltbarkeit beeinträchtigt und der Nagel leicht einreißen kann.

KATZENKRALLEN – Ausgefallenes für besondere Gelegenheiten

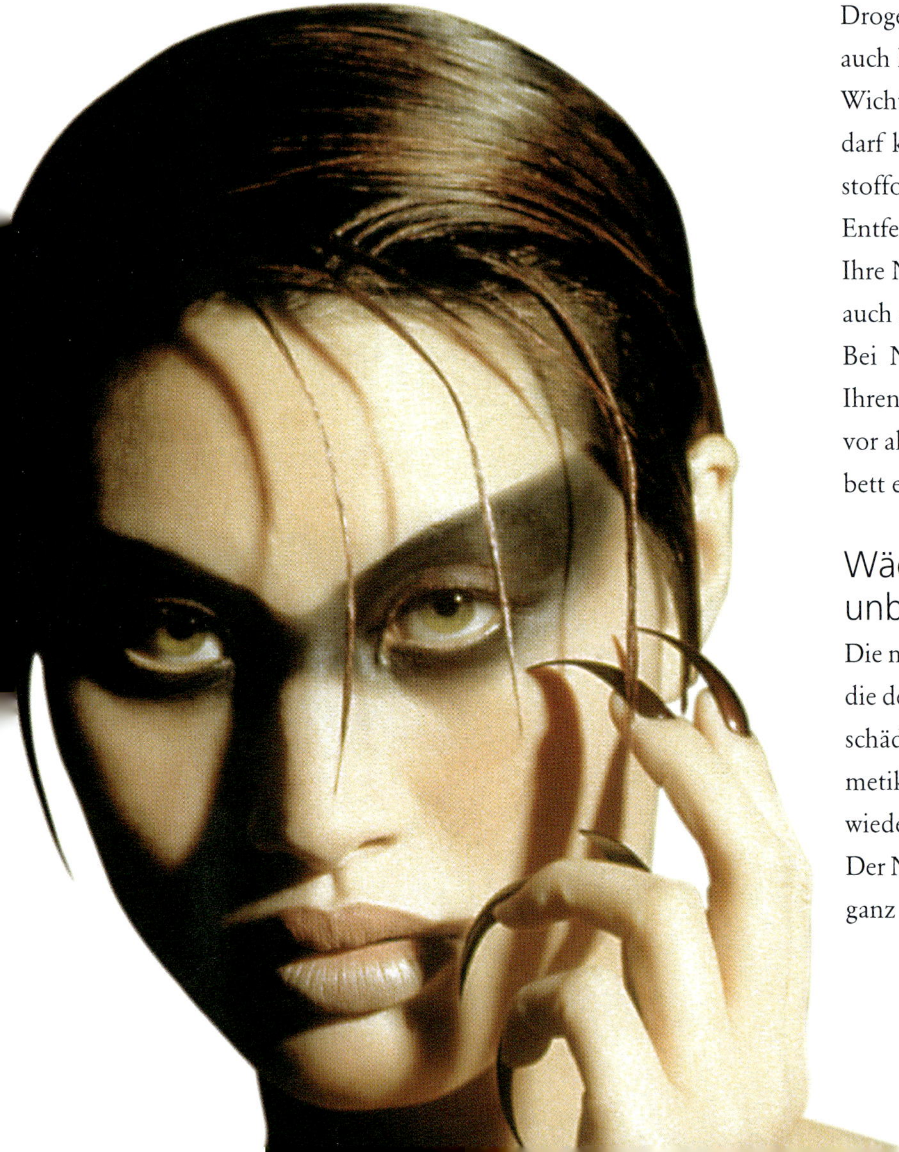

Braucht man besonderes Zubehör?

Für Kunstnägel brauchen Sie spezielle Feilen zum Glätten, Polieren und Versiegeln, wie sie jedes Nagelstudio, aber auch Parfümerien und Drogerien anbieten. Sie eignen sich übrigens auch hervorragend für Naturnägel.

Wichtig ist der richtige Nagellackentferner: Er darf kein Aceton enthalten, da es die Kunststoffoberfläche angreift. Mit acetonfreiem Entferner dauert es zwar etwas länger, bis Sie Ihre Nägel vom Lack befreit haben, er ist aber auch schonender.

Bei Nagelcremes und -ölen können Sie zu Ihren üblichen Produkten greifen, da diese ja vor allem in das ohnehin frei gelassene Nagelbett einmassiert werden.

Wächst der Naturnagel unbeschadet weiter?

Die modernen Kunstnagelsysteme – vor allem die der großen Anbieter – sind weitgehend unschädlich für den Naturnagel. Wie bei Kosmetikprodukten auch kann es aber immer mal wieder zu leichten Irritationen kommen.

Der Naturnagel wächst unter der Verlängerung ganz normal weiter und erst nach etwa drei bis

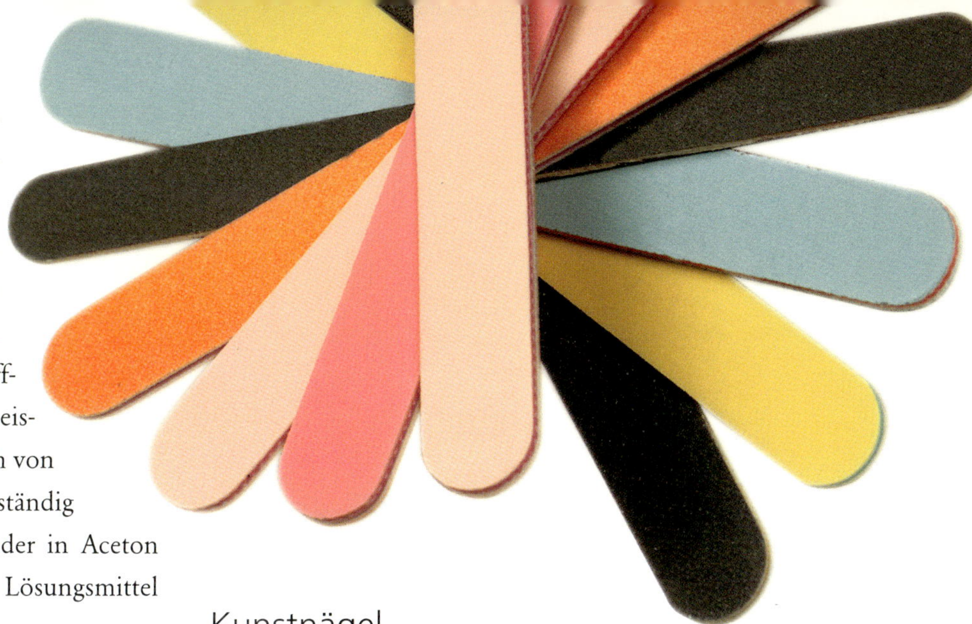

vier Wochen sollte die Lücke zwischen Tip-Ansatz und Naturnagel mit einer Gelmodellage wieder geschlossen werden. Ist der eigene Nagel nach etwa zwei bis drei Monaten so lang, dass er oben mit dem Kunststoff-Tip abschließt, muss dieser meistens erneuert werden, da er sich von dem Naturnagel trennt. Vollständig gelöst werden die Tips entweder in Aceton oder mit einem speziellen Lösungsmittel (Remover) für Kunststoffnägel.

Sind Kunstnägel haltbarer?

Ja, weil sie durch den Tip, Gewebe und Gel mehrfach verstärkt sind. Allerdings sollte man sie nicht als „Schraubenzieher" benutzen. Wer sich für etwas längere Nägel entscheidet, muss sich meistens erst einmal daran gewöhnen, mit diesen etwas vorsichtiger umzugehen. Lassen Sie gegebenenfalls lieber den Ordner fallen, als ihn aufzufangen und sich dabei Ihre neuen Nägel gleich zu ruinieren.

Gerade für extrem weiche, dünne Nägel ist die Verstärkung einfach ideal, weil sie dem eigenen Nagel einen optimalen Schutz bietet.

Kunstnägel gegen Nägelkauen?

Da Kunstnägel widerstandsfähiger als Naturnägel sind, können sie helfen, sich das Nägelkauen abzugewöhnen. Auch sie lassen sich zwar mit etwas Kraftaufwand abbeißen, die Kosten für das Ersetzen einzelner Nägel oder sogar für ein neues Set halten dann aber doch viele davon ab.

Eine zusätzliche Hilfe sind unangenehm bitter schmeckende Lotionen, die schnell den Kontakt zwischen Mund und Nagel stoppen. Zusätzlich kann man Nagelhärter und Verstärkerlacke mit Fasern auftragen, die den Nagel noch widerstandsfähiger machen.

BUNTE FEILEN zum Säubern, Polieren und Versiegeln der Nägel

PANNENHILFE FÜR ZU HAUSE

Sie haben einen wichtigen Termin und kurz bevor Sie aus dem Haus gehen wollen, reißt Ihr Nagel ein? Ärgerlich, aber nicht hoffnungslos.

SCHON LACKIERT und geschmückt – dieser Nagel muss nur noch aufgeklebt werden

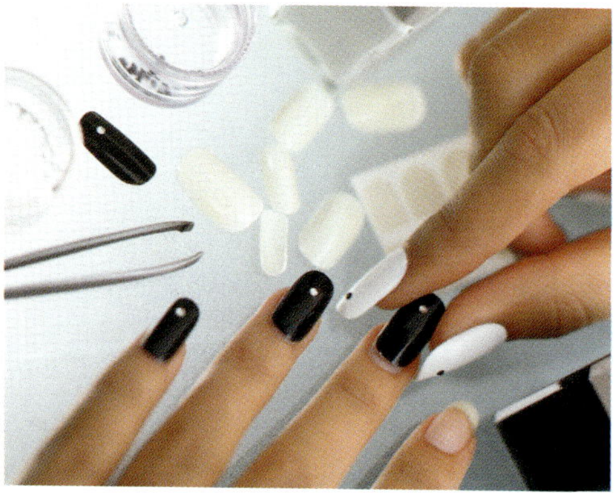

Nagelstudios und auch andere Anbieter stellen inzwischen eine ganze Menge Material für die Rettung abgebrochener, eingerissener oder abgeknickter Nägel zur Verfügung: verschiedene Kleber, Gewebe, Nagelspitzen und auch ganze Nägel sind im Angebot.

Praktisch sind komplette Reparatur-Sets: Wenn Ihnen häufiger mal ein Nagel einreißt oder abbricht, haben Sie das gesamte Werkzeug gleich parat. Damit können Sie auch in letzter Sekunde vorm Ausgehen eine Nagelspitze wieder ansetzen, einen ganzen, bereits lackierten Tip aufkleben, den Bruch mit Gewebepads versiegeln oder einen schmerzhaften Riss kleben. Toll sind auch transparente Mini-Nagelpflaster, mit denen Sie kleinere Risse unauffällig flicken können. Ein Tipp, wenn Ihnen ein Nagel seitlich tief einreißt: Lassen Sie Kleber unter den Riss laufen und pressen Sie ihn zusammen. Dann versiegeln Sie ihn von oben zusätzlich mit einem Reparaturvlies, damit es hält.

Mit der Zeit werden Sie immer mehr Übung im Reparieren bekommen und – selbst wenn Sie Ihre Nägel normalerweise von einer Nailstylistin pflegen lassen – auf die kurzfristigen SOS-Termine im Nagelstudio leicht verzichten können.

TIPPS FÜR SELBERKLEBER

- *Nagelform* Schätzen Sie Ihren Nagel ein: Ist er flach oder gewölbt, breit oder schmal, hat er ein kurzes oder langes Nagelbett? Kaufen Sie Kunststoff-Tips, die möglichst genau zu Ihrer Nagelform passen.
- *Nachformen* Die Auswahl an Nagelgrößen für Laien ist nicht ganz so umfangreich wie im Profistudio. Eventuell müssen Sie den Tip vor dem Kleben an den Seiten mit einer Feile etwas nachformen.
- *Kleber* Gebogene Kunstnägel lassen sich am besten (und vor allem blasenfrei) mit Gelkleber anbringen. Dünnflüssige Kleber mit Dosierspitzen befestigen die Tips dort, wo sie sich vom Naturnagel lösen. Für Reparaturen eignet sich Schnellkleber besonders gut.
- *Befestigen* Der eigene Nagel muss vor allem vollkommen fettfrei sein. Den mit Nagelkleber versehenen Tip setzt man mit leichtem Druck ganz exakt auf den Naturnagel auf.

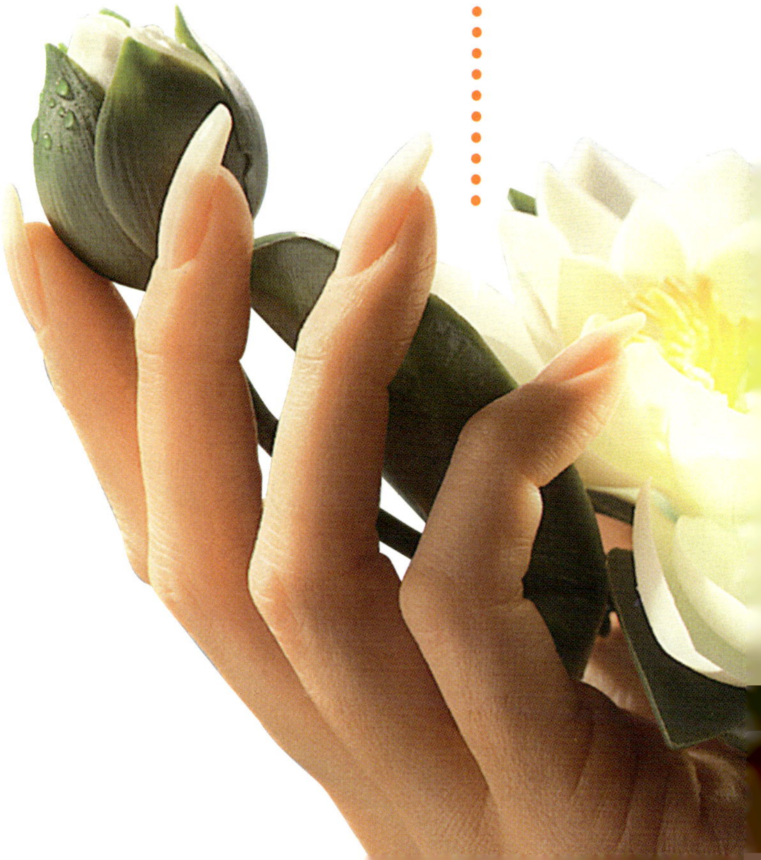

SO FINDEN SIE EIN

Das können Sie erwarten

■ Arbeitsraum und Arbeitsplatz sind sauber. Da bei dieser Arbeit jede Menge statisch aufgeladener Feilstaub anfällt, muss darauf ganz besonders geachtet werden.

■ Die Arbeitsfläche ist aufgeräumt und alle Instrumente sind sauber. Gerade bei Nägeln besteht immer eine latente Infektionsgefahr. Darum sollten Arbeitsfläche, Geräte sowie die Hände der Nagelstylistin wie auch die der Kundin zunächst mit einer desinfizierenden Lotion behandelt werden.

■ Die Nagelstylistin prüft Ihre Nägel genau und geht dabei auf Probleme ein.

■ Sie macht Ihnen als Neukundin auf Wunsch einen Probenagel und erklärt genau die verschiedenen Modelliersysteme.

■ Bei Reklamationen zeigt sie sich aufgeschlossen.

■ Sie schiebt Sie irgendwie in ihrem Termininkalender dazwischen, wenn mal ein Nagel abgebrochen oder eingerissen ist.

■ Wenn Sie gerne ein geprüftes Nagelstudio in Ihrer Nähe kennen lernen möchten, fragen Sie bei den Herstellerfirmen an (Adressen auf Seite 111). Sie alle bilden Nagelstylistinnen aus.

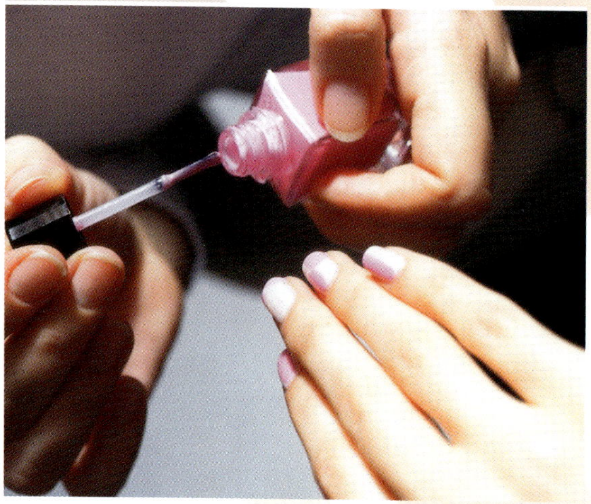

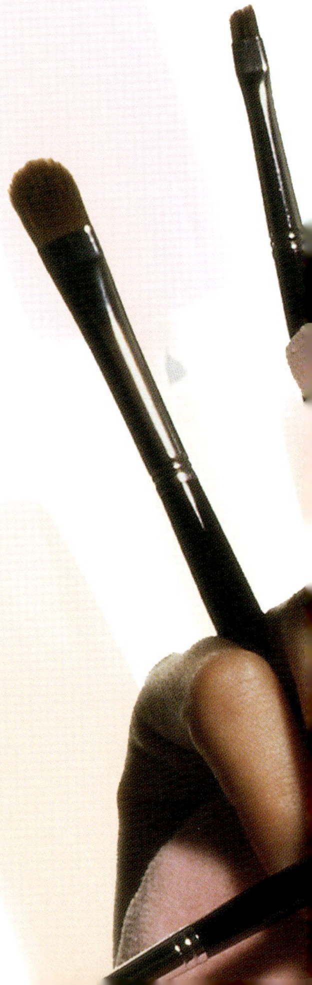

NAGELSTUDIOS finden Sie häufig in Kosmetik- oder Friseursalons und inzwischen auch in Fitness-Studios

GUTES NAGEL-STUDIO

Das darf nicht sein

■ Die Arbeitsgeräte sind mit Feilstaub überzogen, die Pinsel verklebt und alles liegt kreuz und quer.

■ Die Nägel der Nagelstylistin – eigentlich ihre beste Visitenkarte – sind nicht perfekt gestylt und wirken leicht ungepflegt.

Über Pflaster an den Fingern sollten Sie sich allerdings nicht wundern, denn neue Feilen haben oft messerscharfe Ränder..

■ Die Stylistin arbeitet zwar zügig, zieht aber zwischendurch immer mal wieder an einer Zigarette – da die Kleber brennbar sind, nicht zu empfehlen!

■ Die Nagelstylistin hält Ihre Hand im Zangengriff und zupft und feilt sehr unsensibel an Ihren Nägeln herum. Scheuen Sie sich nicht, sie darauf hinzuweisen – weder die Maniküre noch das Verstärken und Verlängern von Nägeln oder das Lackieren sollten für Sie unangenehm sein.

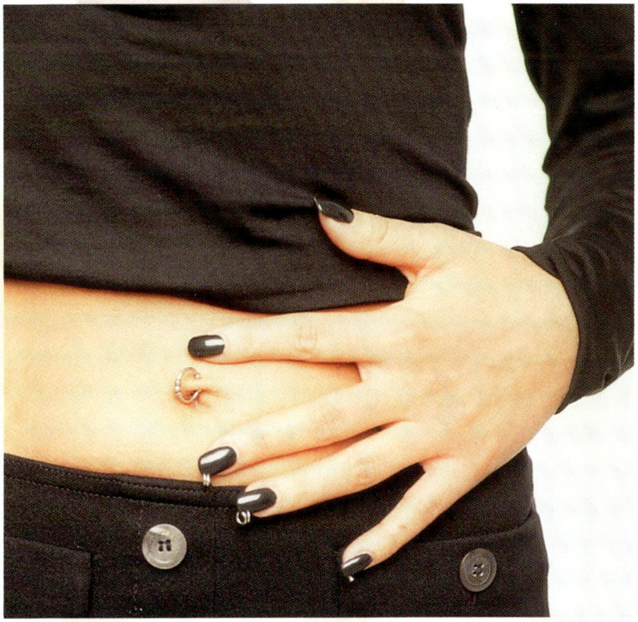

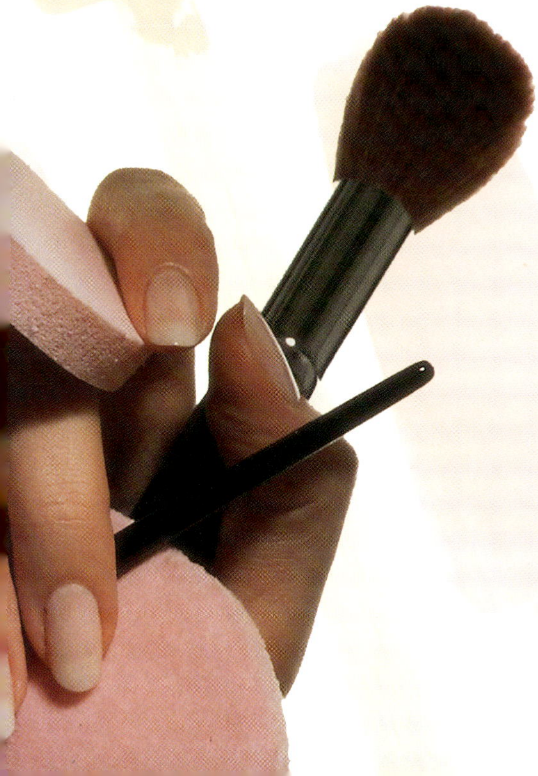

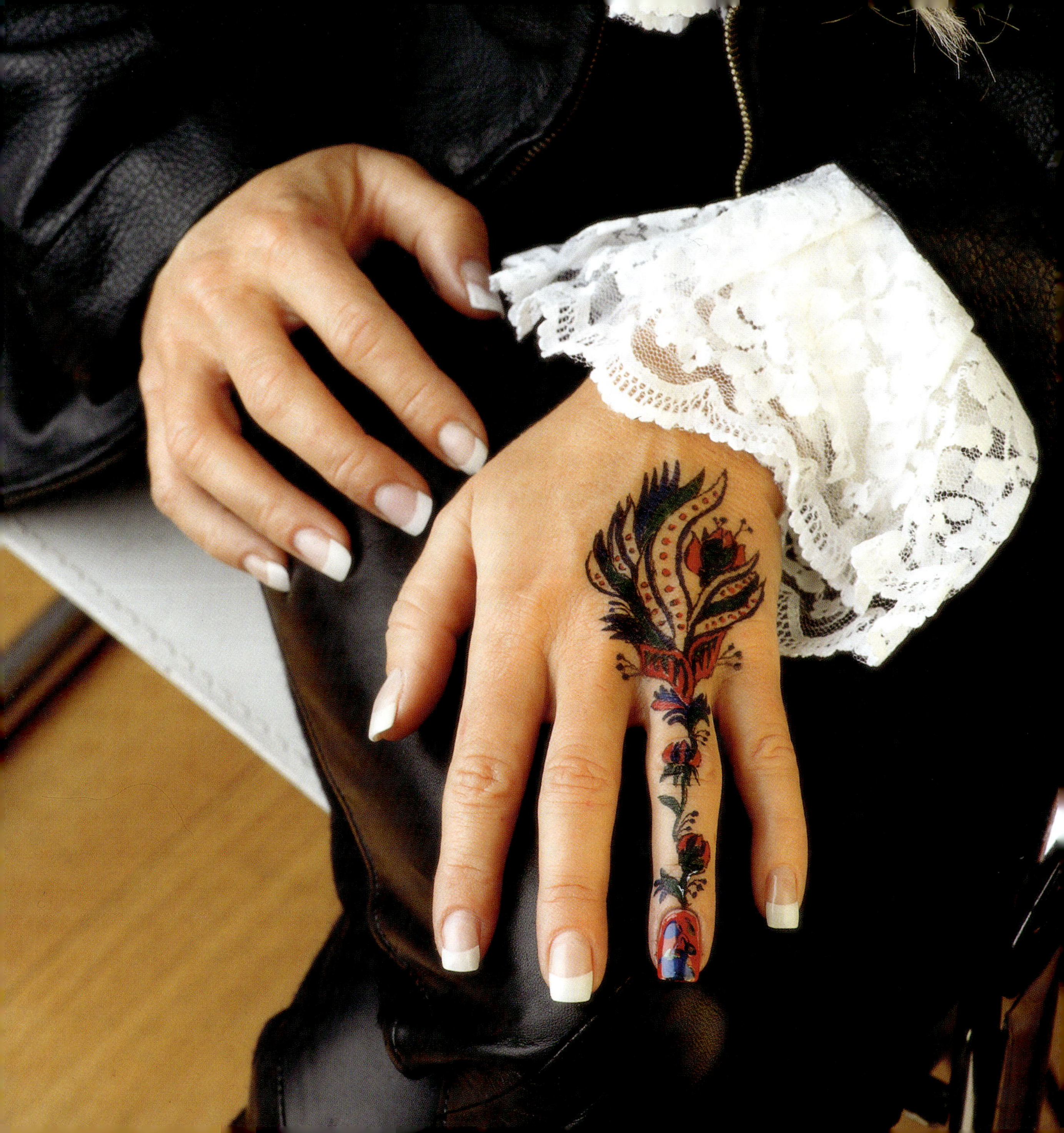

NAIL ART

KUNSTWERKE
AUF KLEINSTEM RAUM
VOLL FANTASIE UND FLAIR

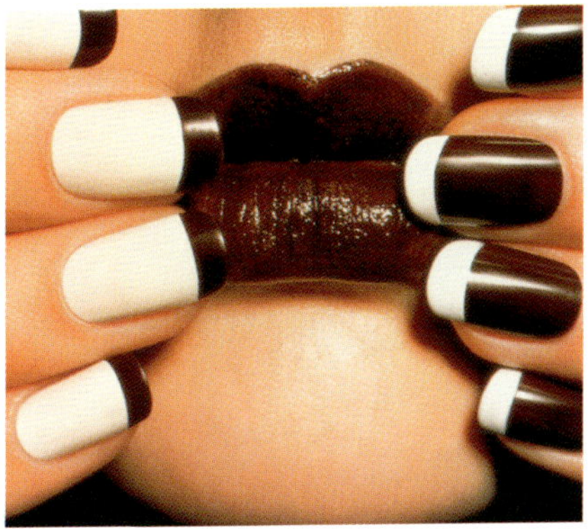

NAIL ART BEFLÜGELT DIE FANTASIE

Mögen Sie es extravagant? Originelle Kunstwerke auf Ihren Nägeln ziehen auf jeden Fall die Blicke auf sich.

FESTTAGSNÄGEL – je nach Können frei gemalt oder mit Abziehbildern gestaltet

Früher färbte man seine Naturnägel bunt, golden oder silbern. Als dann die künstlichen Nägel aufkamen, wurden ganz andere Längen möglich. Kreative Frauen setzten mit ihren Fingernägeln neue Mode-Akzente, auch der Verkauf von intensivroten Nagellacken stieg daraufhin in den USA sprunghaft an. In den 60er-Jahren kamen witzige Nagel-Experimente auf: Frauen in England und in den USA betonten nicht nur ihre Augen und Wangen mit Strasssteinen, sondern klebten auch ein paar der glitzernden Blickfänge auf ihre Fingernägel. Die Nail-Art-Idee war geboren.

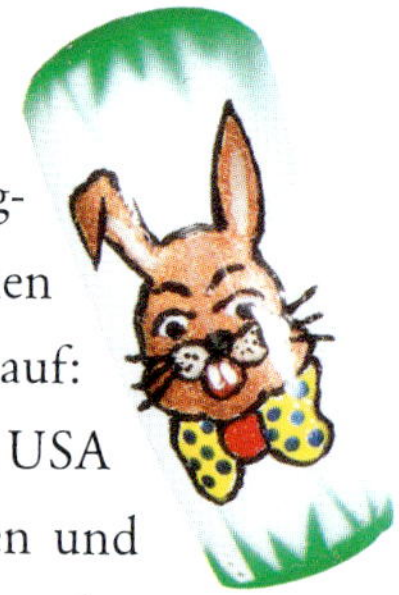

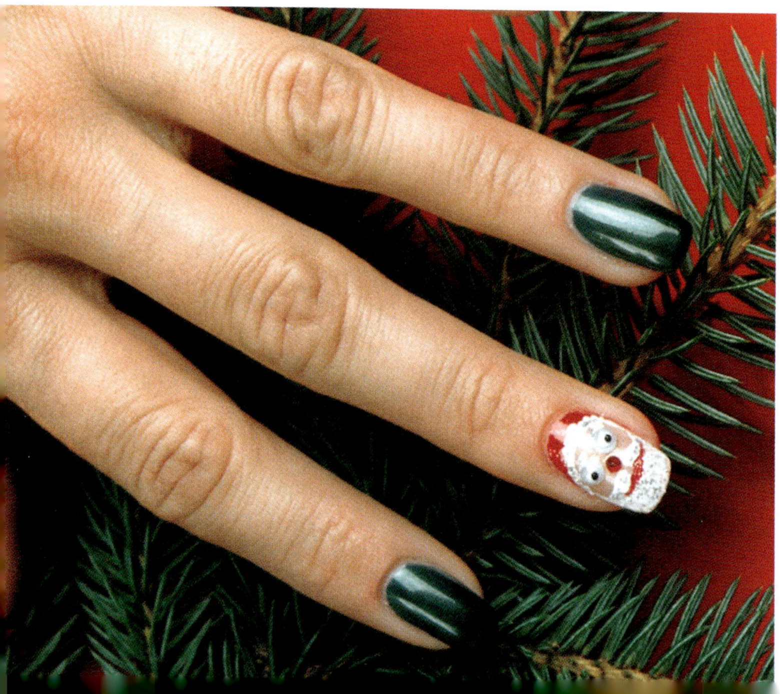

Heute gibt es vor allem in Kalifornien richtige Künstlerinnen, die viele Stunden in ihre Mikro-Bilder investieren. Auf Wunsch malen sie kleine Porträts auf jeden Nagel – einen Truthahn zum Erntedankfest oder einen Nikolaus zur Weihnachtszeit –, arrangieren Kollagen aus Spitze und Tüll und formen dreidimensionale Mini-Skulpturen. Weniger komplizierte, aber durchaus attraktive Designs können Sie mit etwas Übung auch selbst gestalten. Schon das Ausprobieren macht riesigen Spaß!

PROFI-TIPPS FÜR NAIL-ART-NÄGEL

Damit Sie lange Freude an Ihren Kunstwerken haben, hier ein paar heiße Tipps:

- *Säubern Sie* Ihre Fingerspitzen mit einem feuchten Waschlappen oder mit Erfrischungstüchern statt mit viel Wasser und Seife. Putz- und Waschmittel nehmen den Glanz, der Zierrat löst sich leicht ab. Für alle Putz- und Waschaktionen benutzen Sie am besten dünne Gummihandschuhe.
- *Bei Nail-Art-Nägeln* sehr vorsichtig mit dem Nachfeilen der Ränder sein, damit sich nichts von der Pracht löst oder absplittert.
- *Dünne Strümpfe* mögen keine Nagel-Verzierungen. Ziehen Sie sie mit Handschuhen an, damit Sie nicht hängen bleiben.
- *Bemalte Tips* mit speziellem Kleber (für Goldnägel) oder mit doppelseitig beschichteten Klebeplättchen befestigen.
- *Alle Nagel-Pracht* lässt sich mit Nagellackentferner wieder beseitigen. Sie können dann einfach neu lackieren oder auch wieder künstlerisch tätig werden. Steinchen können meistens mit dem Entferner gereinigt und wieder verwendet werden, Abziehbilder und Metallicfolie nicht.

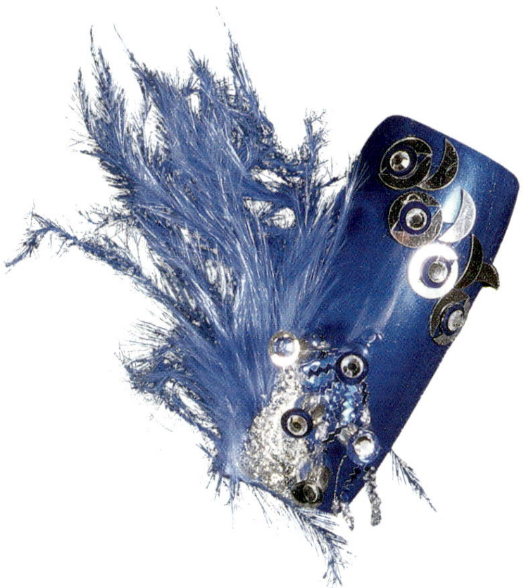

FEDERORGIE mit Steinen, Folie und viel Blau

Das richtige Material für Ihre Nail Art

Wenn Sie sich Ihre Nägel selbst verzieren möchten, brauchen Sie dazu das geeignete Werkzeug, verschiedene Lacke und Nagelschmuck.

MIT GLIMMER, Metallicfäden und Blattgold lassen sich extravagante Designs gestalten

Für den Anfang genügt eine einfache Grundausrüstung: Ganz hervorragend zum Üben eignen sich zum Beispiel fertige Sets mit einer kleinen Auswahl von Tips, Abziehbildern, Schmuck- und Klebelementen.

Wenn Sie feststellen, wo Ihre Stärken als Nail-Artistin liegen und Sie etwas aufwendigere Bilder schaffen möchten, können Sie die Palette Ihrer Werkzeuge um entsprechende Pinsel und sonstige Materialien erweitern. Lacke und Zubehör finden Sie natürlich in den Parfümerien oder Drogerien; weiteres Material erhalten Sie in den Papierwaren-Abteilungen der Kaufhäuser und in Geschäften für Mal- und Zeichenbedarf. Hier bekommen Sie nämlich die besten Pinsel, sehr feine und sehr feste. Abziehbilder und selbstklebende Folien gibt es dort auch.

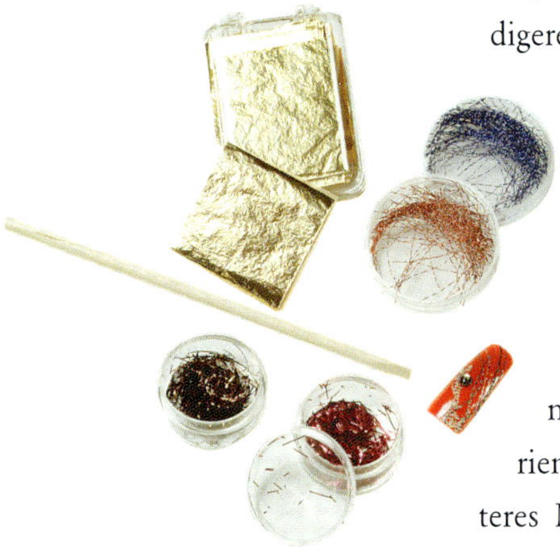

Die Werkzeuge

- je ein sehr spitzer dickerer und dünnerer Pinsel mit festen Haaren zum Zeichnen von feinen Elementen
- 1 flacher Pinsel, der nicht ganz so breit wie ein Fingernagel sein sollte, für das Auffüllen gerader Flächen
- zahlreiche Zahnstocher zum Festdrücken von Schmuckelementen; das Profi-Instrument hierfür ist der Spot'n Swirl (siehe Seite 76). Auch wenn Sie Kunststoff-Tips vor dem Aufkleben bemalen möchten, können Sie diese leichter verzieren, wenn Sie sie auf Zahnstocher aufkleben.

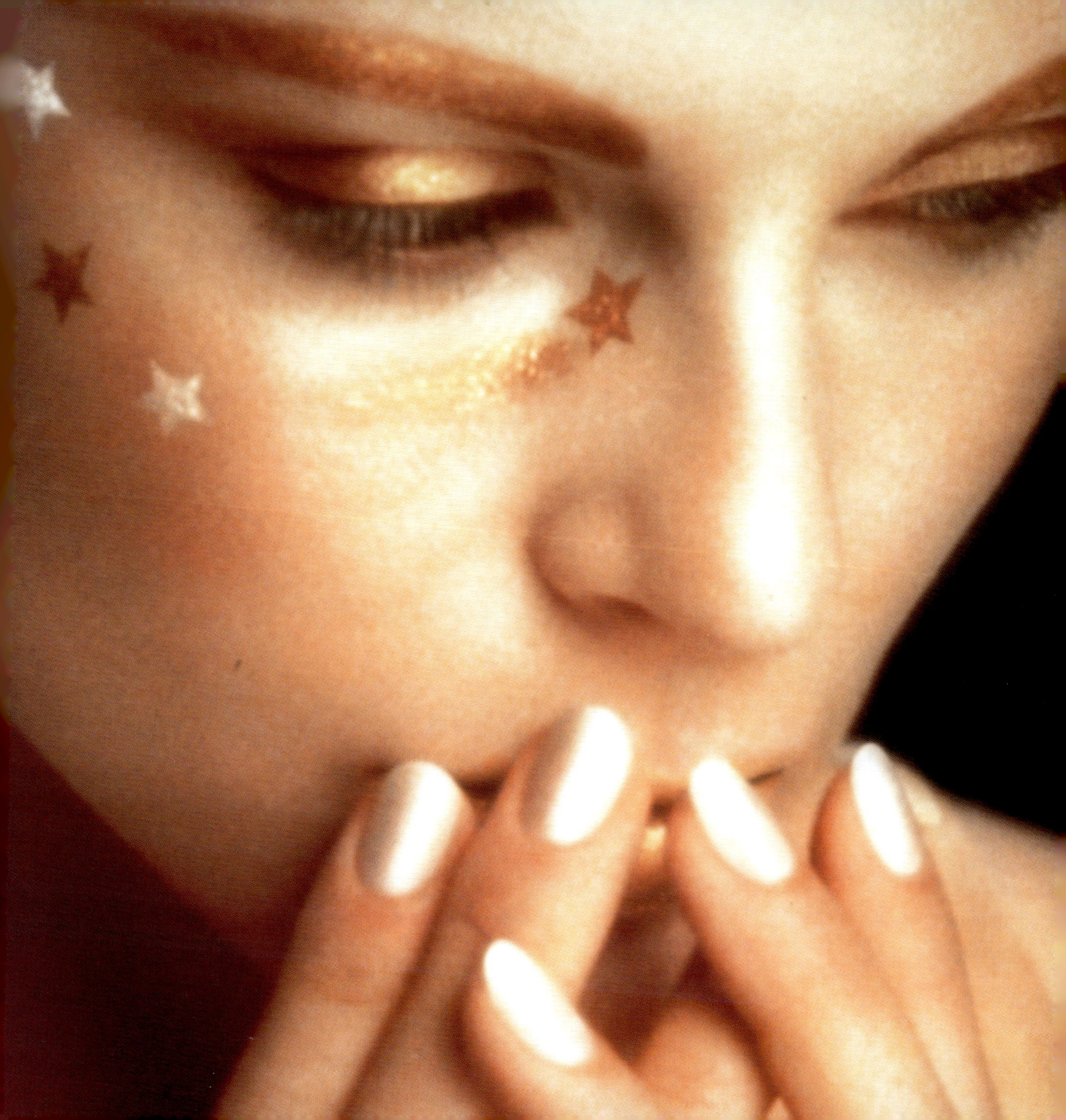

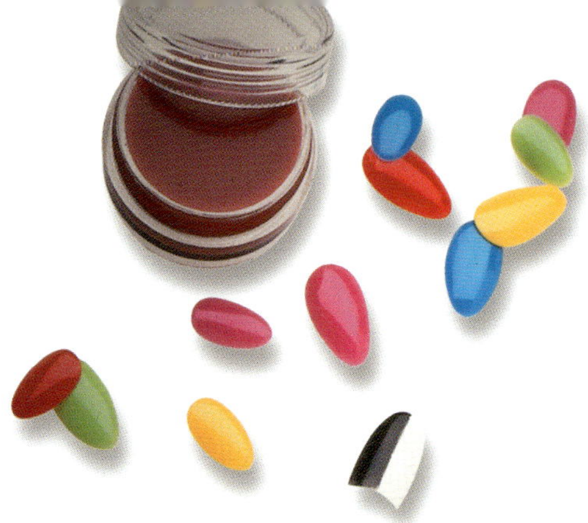

- 1 Pinzette mit abgeflachten Spitzen, die Steinchen und andere Kleinteile gut festhalten können
- 1 sehr feine, spitze Schere für die Folien und Abziehbilder. Professionelle Nail-Art-Scheren in Form eines Flamingos erleichtern die Arbeit, sind aber auch etwas teurer. Sie erhalten Sie nur in Nagelstudios.
- evtl. wiederverwendbare Schablonen für das schnelle Auftragen kleiner Muster. Alternativ dazu können Sie sich aber auch aus dünnem Karton eigene Schablonen für individuelle Designs basteln.
- evtl. je ein dickerer und dünnerer Colour Shaper für Spezialeffekte. Er empfiehlt sich besonders für fortgeschrittene Nail-Art-Künstlerinnen. Ein Colour Shaper sieht wie ein Pinsel mit einer Spitze aus festem Schaumstoff aus und eignet sich besonders gut für das Malen von Tupfen und Linien. Es gibt ihn nur in Geschäften für Künstlerbedarf.
- evtl. wasserfeste Tattoostifte für das Bemalen der Hände. Die Haut sollte zuvor mit Lackentferner entfettet werden. Überflüssige Farbe entfernt man durch Betupfen mit einem Wattepad.

AUCH FARBIGE TIPS können Sie bereits kaufen

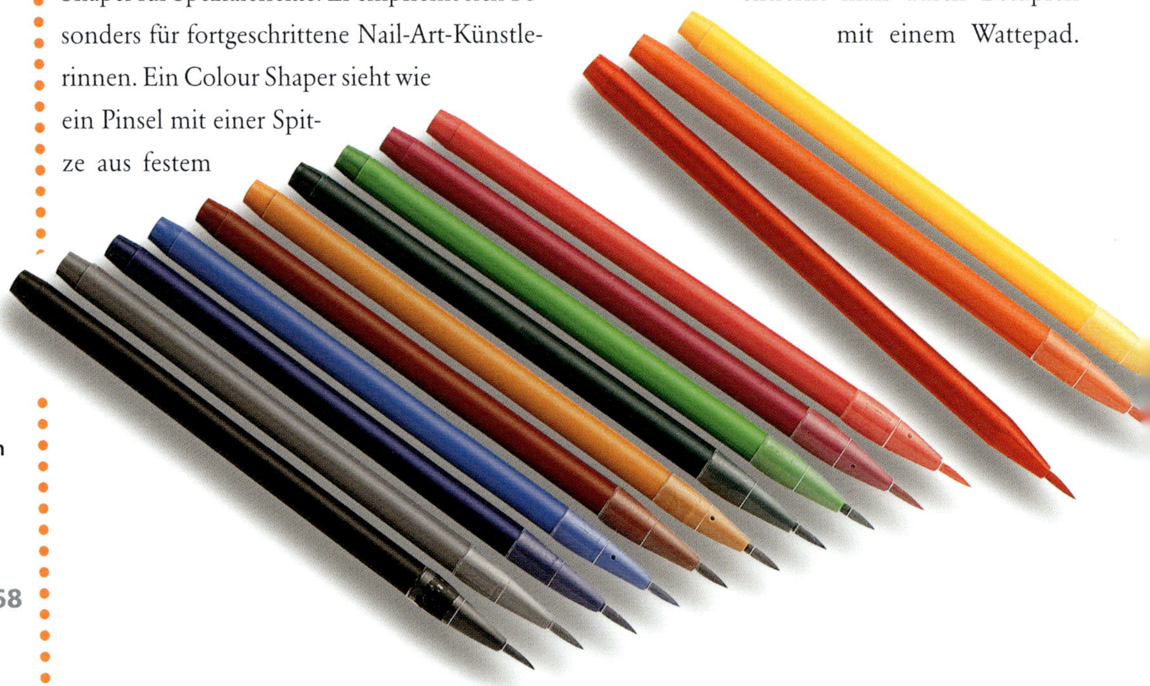

TATTOOSTIFTE für witzige Designs auf der Hand – sie malen nicht auf den Nägeln

Die Farben und Materialien

Für die Grundierungen benötigen Sie einige gut deckende Lacke in den Basisfarben Weiß, Gelb, Rot, Blau, Schwarz, Gold, Silber etc. Dazu kommen Glitterlacke, Klarlack oder spezielle Nail-Art-Versiegler (Sealer), die das Nagelkunstwerk fixieren. Ein Versiegler empfiehlt sich insbesondere dann, wenn Schmuckelemente verwendet werden.

Einige Firmen bieten jetzt auch Mini-Lackfläschchen in ausgefallenen Farben an: Für Nail Art besonders praktisch, da Sie für die feinen Bemalungen natürlich immer nur sehr wenig Lack verwenden, aber für die verschiedenen Designs eine möglichst breite Palette an Farben benötigen.

Zusätzliche Highlights können Sie mit Glitzerschmuck, Klebebildchen und anderem Zubehör setzen:

- bunte Strasssteine
- Glitterpuder
- Goldperlen und Goldböhnchen
- Metallsternchen
- Blattgold, -silber und -kupfer
- feine Federn
- selbstklebende Metallstreifen
- Abziehbilder

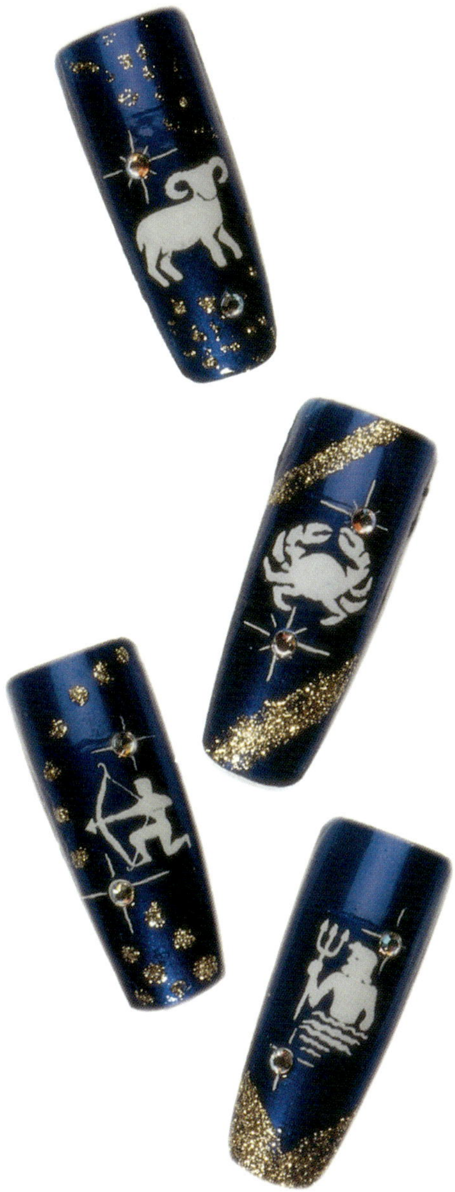

ALLE 12 TIERKREISZEICHEN gibt es als Abziehbilder für die Nägel

Designs, Designs, Designs

Und weiter geht's Schritt für Schritt mit ein paar einfachen Nail-Art-Designs zum Ausprobieren. Wie sieht Ihre Kreation aus?

Einfach, aber effektvoll – Einstiegsdesigns vom Profi für Sie. Beginnen Sie mit einfacheren Motiven oder mit Abziehbildern, Klebesteinchen oder Folienstreifen. Kommt dann die Lust auf mehr, können Sie sich eine kleine Ausrüstung (siehe Seite 66 f.) zulegen und Ihrer Kreativität freien Lauf lassen. Am besten probieren Sie es gemeinsam mit einer Freundin: Zum einen macht es mehr Spaß, zum anderen können Sie sich dann gegenseitig beim Verzieren der rechten Hand helfen. Denn Sie wissen ja: Links malt rechts meist nicht so gut.

PROFI-DESIGNS als Anregung für Ihre Kunstwerke

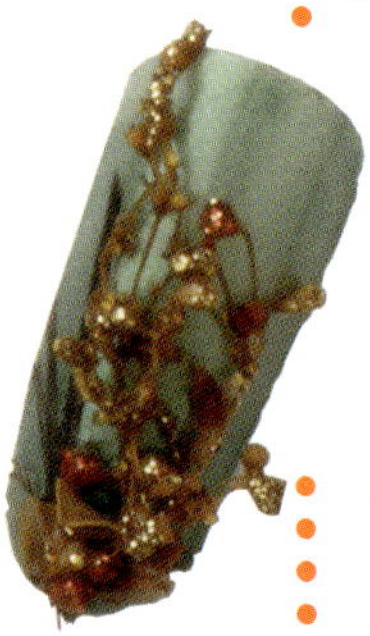

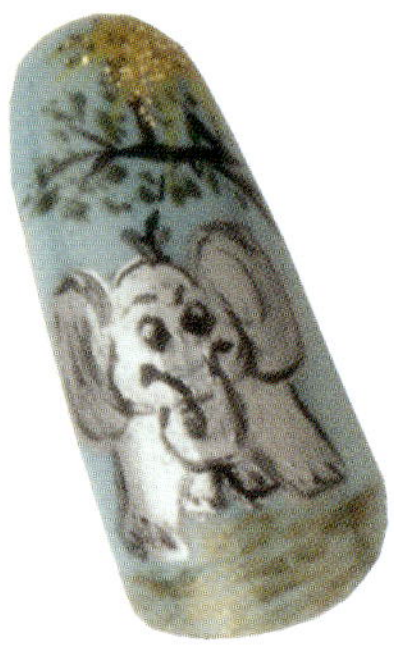

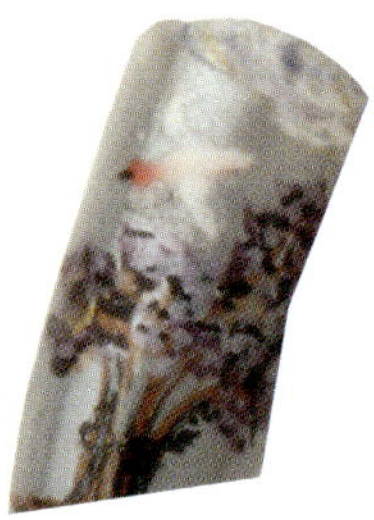

Glanz & Glamour

Mit Glitterpuder und -lack können Sie schnell reizvolle Akzente setzen. Praktischer Nebeneffekt: Sie müssen mindestens eine Woche lang nichts am Nagel reparieren, denn sowohl das Puder wie auch der Lack sind ganz besonders haltbar. Verzieren Sie einen Nagel jeweils komplett, bevor Sie mit dem nächsten beginnen, damit Ihnen der Lack nicht zwischendurch völlig trocknet:

- Lackieren Sie zunächst einen Nagel in der Grundfarbe.

- Tauchen Sie dann einen spitzen Pinsel in Klarlack und nehmen Sie etwas Glitterpuder mit der Pinselspitze auf. Dies tupfen Sie auf den noch leicht feuchten Nagellack.

- Zum Schluss versiegeln Sie den Nagel zum Schutz mit Klarlack.

Die Verziehtechnik

Auch mit dieser sehr einfachen Technik können Sie ohne Aufwand effektvolle Muster auf Ihren Nägeln schaffen:

1 Lackieren Sie zunächst wie gewohnt einen Nagel in der Grundfarbe Ihrer Wahl. Setzen Sie sofort – noch bevor diese Lackschicht trocken ist – mit einem spitzen Pinsel mehrere kleine Farbtupfer in unterschiedlichen Farben auf den Nagel.

2 Verrühren Sie dann mit einem Zahnstocher oder einem Spot'n Swirl diese Lacke leicht ineinander – „verziehen" Sie sie zu einem kleinen Muster.

3 Lassen Sie den Lack trocknen und versiegeln Sie den Nagel anschließend zum Schutz mit Klarlack.

Auf den nächsten Seiten finden Sie ein paar Muster und Motive, die sich auch auf Naturnägeln leicht nachgestalten lassen. Sie benötigen dazu nur ein paar Lacke Ihrer Wahl, Glitterpuder, -lack und Zubehör und natürlich Ihre Fantasie für die individuelle Note.

1

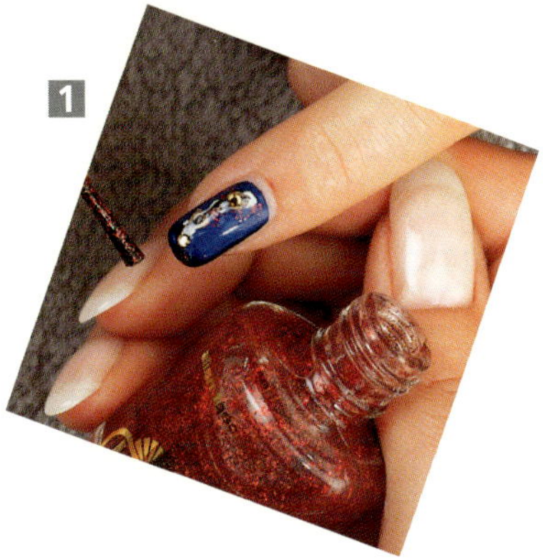

2

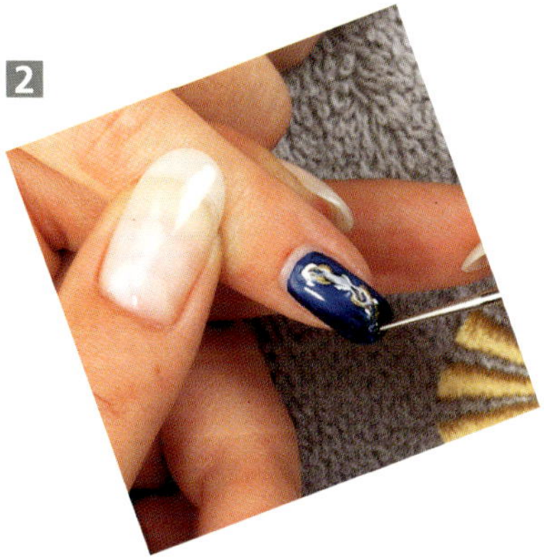

3

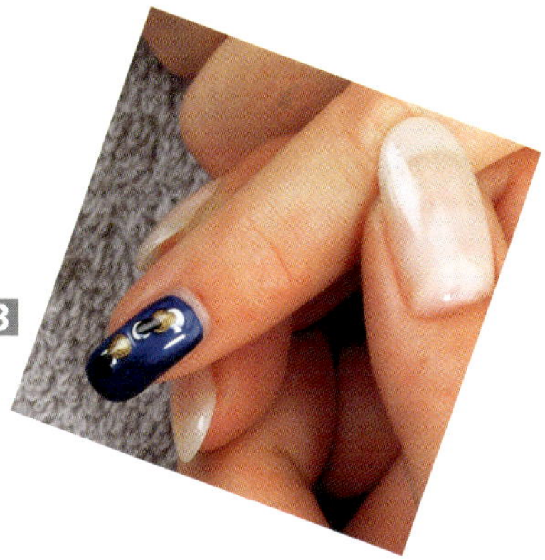

1

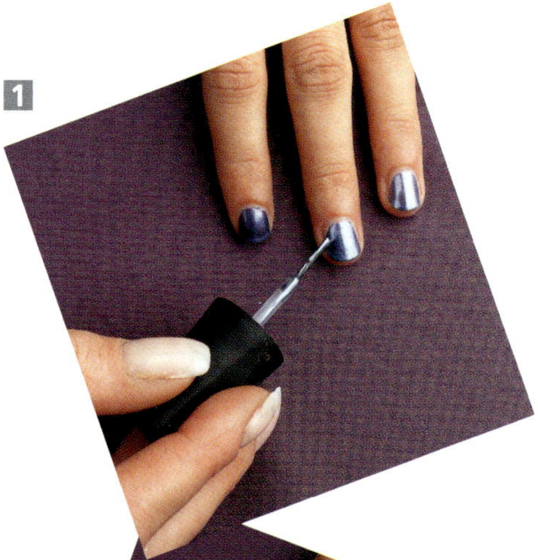

2

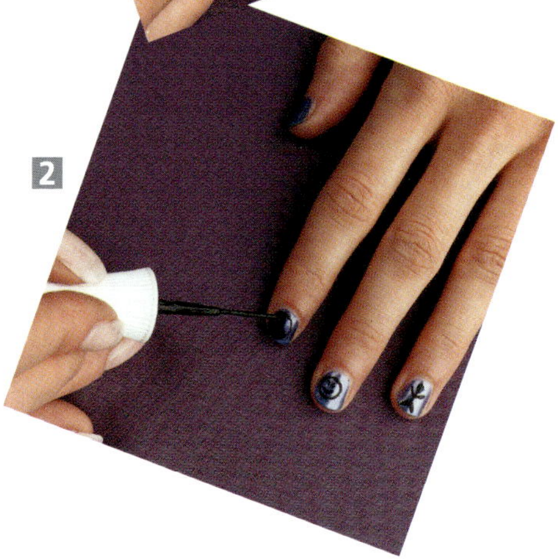

EFFEKTVOLL und leicht zu gestalten: einfache grafische Muster für den Nagel

Night-Life

Ideal für erste Versuche mit dem Pinsel – man muss kein begabter Zeichner sein, um sich an dieses einfache Motiv wagen zu können.

1 Lackieren Sie zuerst alle Nägel mitternachtsblau, silberblau oder nachtschwarz. Am besten zweimal, damit die Farbe so richtig schön samtig wird.

2 Zeichnen Sie dann mit einem spitzen Pinsel Motive nach Lust und Laune auf den Nagel. Je nach Basisfarbe nehmen Sie dazu schwarzen oder silbernen Lack.

3 Versiegeln Sie die bemalten Nägel mit einem Klarlack (ohne Bild).

Wenn Ihnen das noch etwas zu schlicht ist, können Sie einige Nägel mit etwas Glimmerlack aufpeppen.

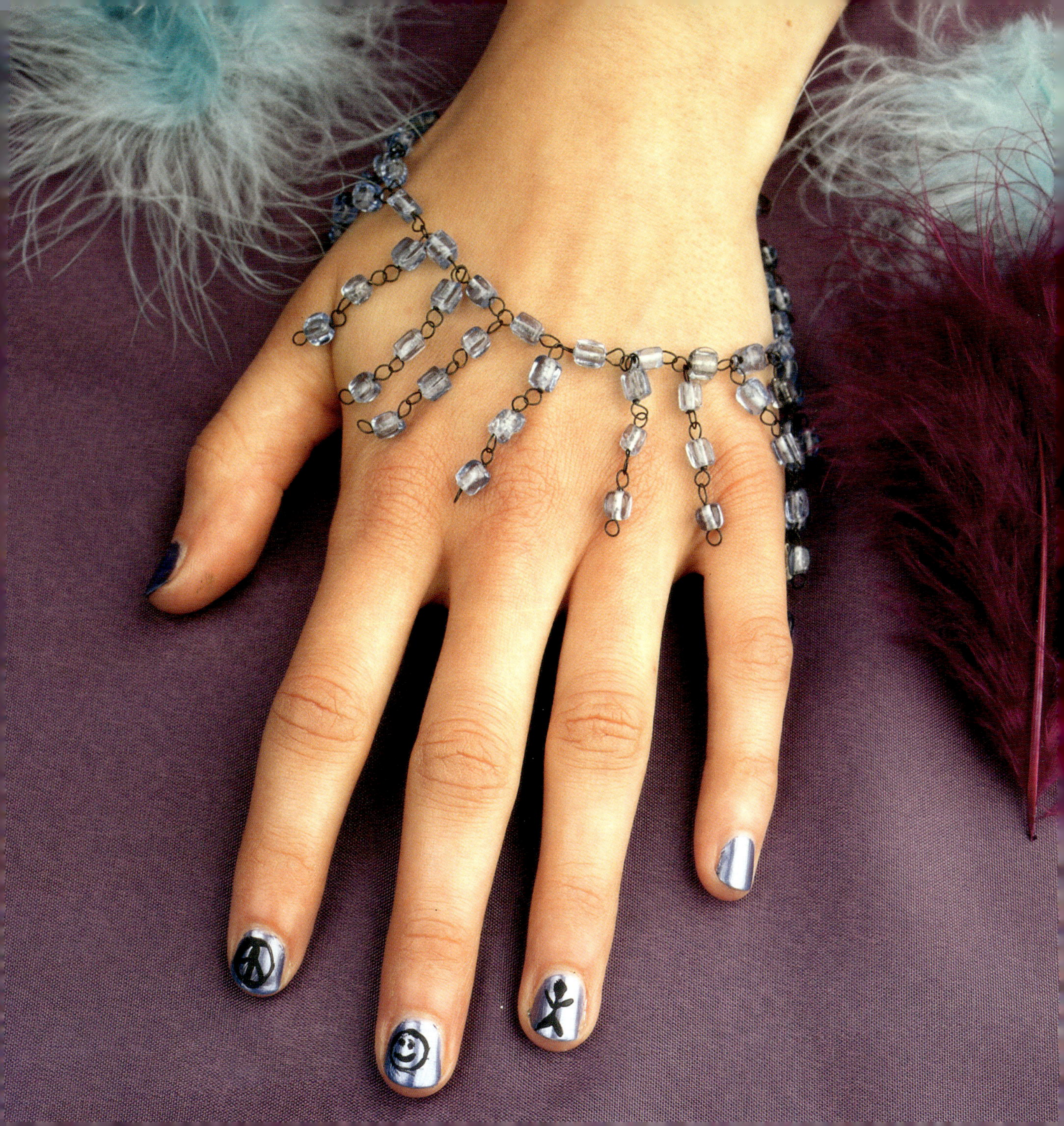

1

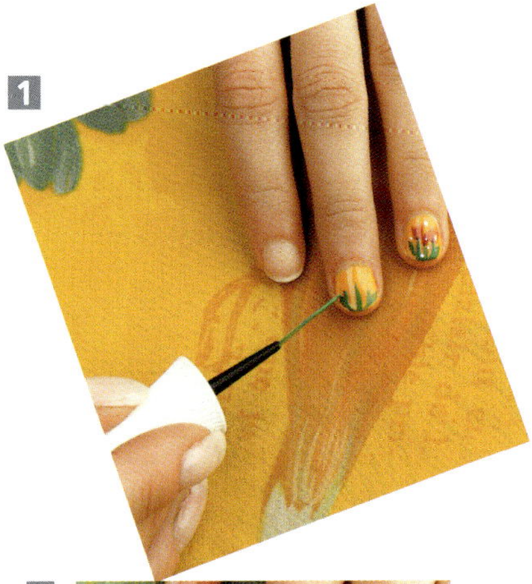

2

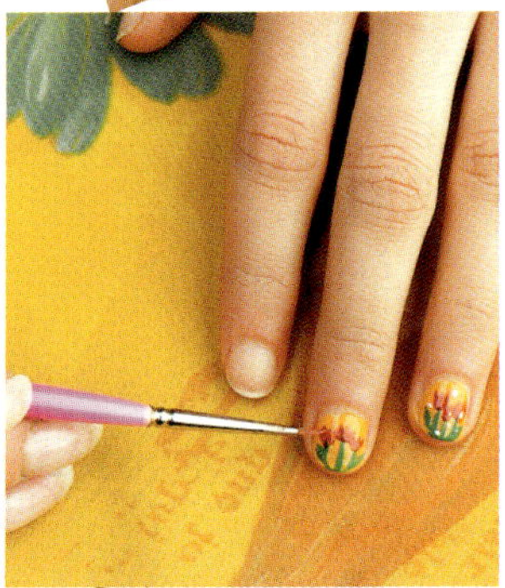

3

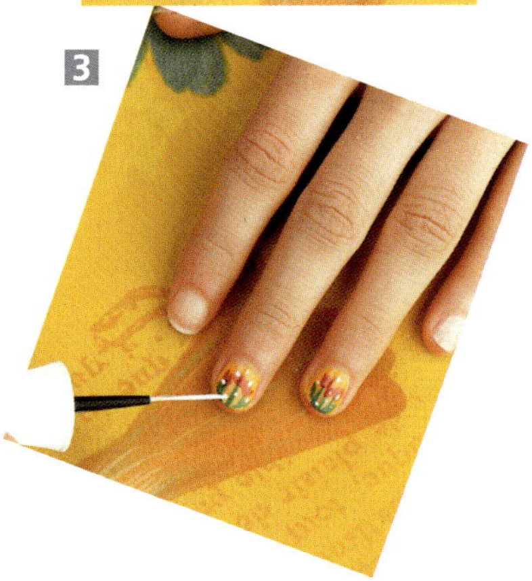

Garten-Party

Lieben Sie Blumen? Dann ist das hier das richtige Design für Sie. Zeichnen Sie sich zunächst auf einem Blatt Papier ein paar Blumen auf, die sich leicht abbilden lassen – zum Beispiel Tulpen, Margeriten, Sonnenblumen, oder auch Blätter und Obst. Nach diesen Vorlagen können Sie sich dann einen ganzen Bauerngarten auf Ihre Nägel zaubern.

1 Lackieren Sie die Nägel zunächst schneeweiß, dann noch einmal in Gelb. Neonfarben kommen auf einer weißen Basis erst richtig zur Geltung. Mit einem spitzen Pinsel zeichnen Sie nun die Stängel in grünem Lack.

2 Anschließend gestalten Sie mit rotem Lack die Tulpenköpfe.

3 Zum Schluss setzen Sie ein paar weiße Punkte als Akzente dazwischen und versiegeln alles mit Klarlack.

Im Winter eine Sommerwiese, bei Hitze einen Schneewald – erlaubt ist, was gefällt!

KLARLACK versiegelt das Mini-Gemälde und sorgt dafür, dass das Motiv auf Ihrem Nagel möglichst lange unbeschädigt bleibt

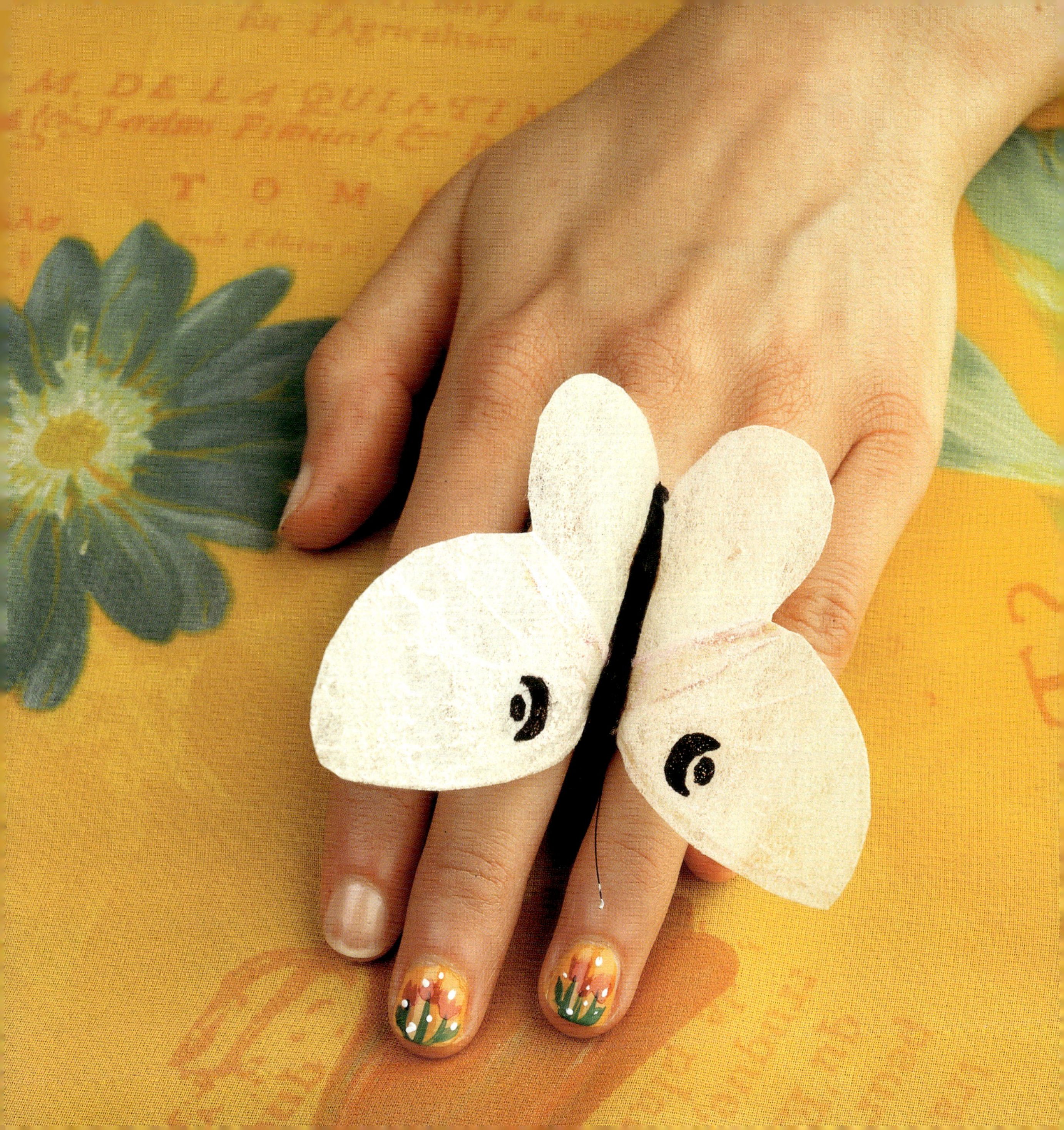

1

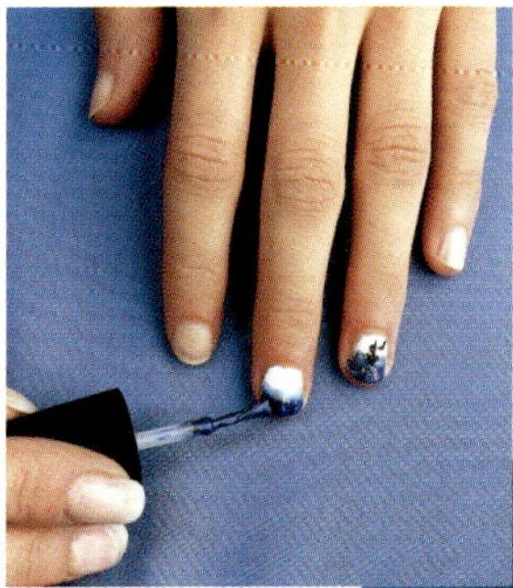

2

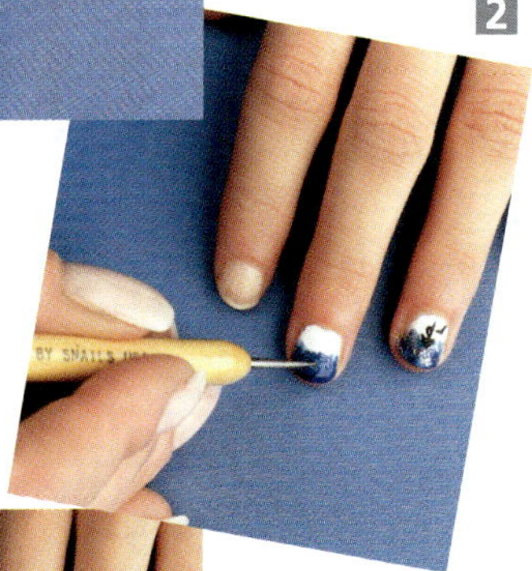

3

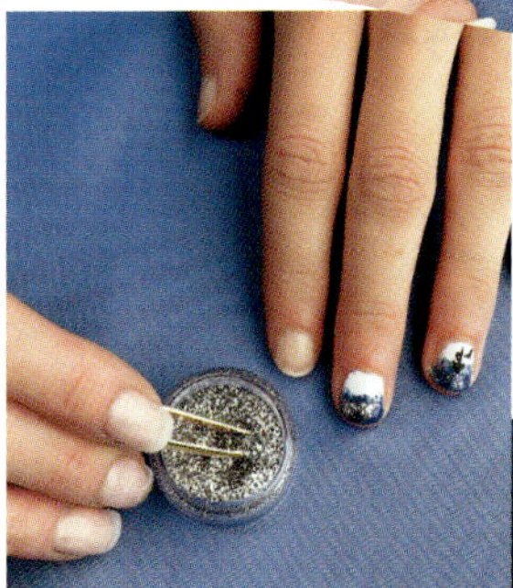

4

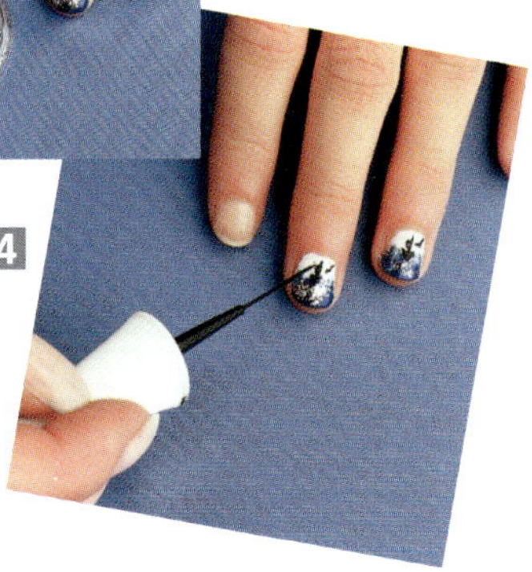

DIE STEIFE BRISE passt wegen ihrer Farben besonders gut zu blauer Kleidung

Steife Brise

Mit dieser leuchtenden Meerlandschaft ist Ihnen Aufmerksamkeit sicher.

1 Teilen Sie die Nagelfläche in drei Streifen ein: Lackieren Sie oben am Nagelbett zunächst in Weiß, in der Mitte dann in Hellblau und an der Nagelspitze in Dunkelblau.

2 Dann setzen Sie mit einem Zahnstocher (oder wie abgebildet mit einem Spot'n Swirl, einem Profi-Instrument) in der Mitte des Nagels an und „verziehen" den noch feuchten hell- und dunkelblauen Lack zu Wellen.

3 Mit einer Pinzette setzen Sie silbernen Glitzerstaub als Schaumkronen auf die Wellen.

4 Zum Schluss zeichnen Sie mit einem feinem Pinsel Vogel und Boot in schwarzem Lack und versiegeln den Nagel mit Klarlack.

Auch ein schönes Motiv: ein Sandstrand mit Seesternen, Möwen und einer leuchtenden Sonne.

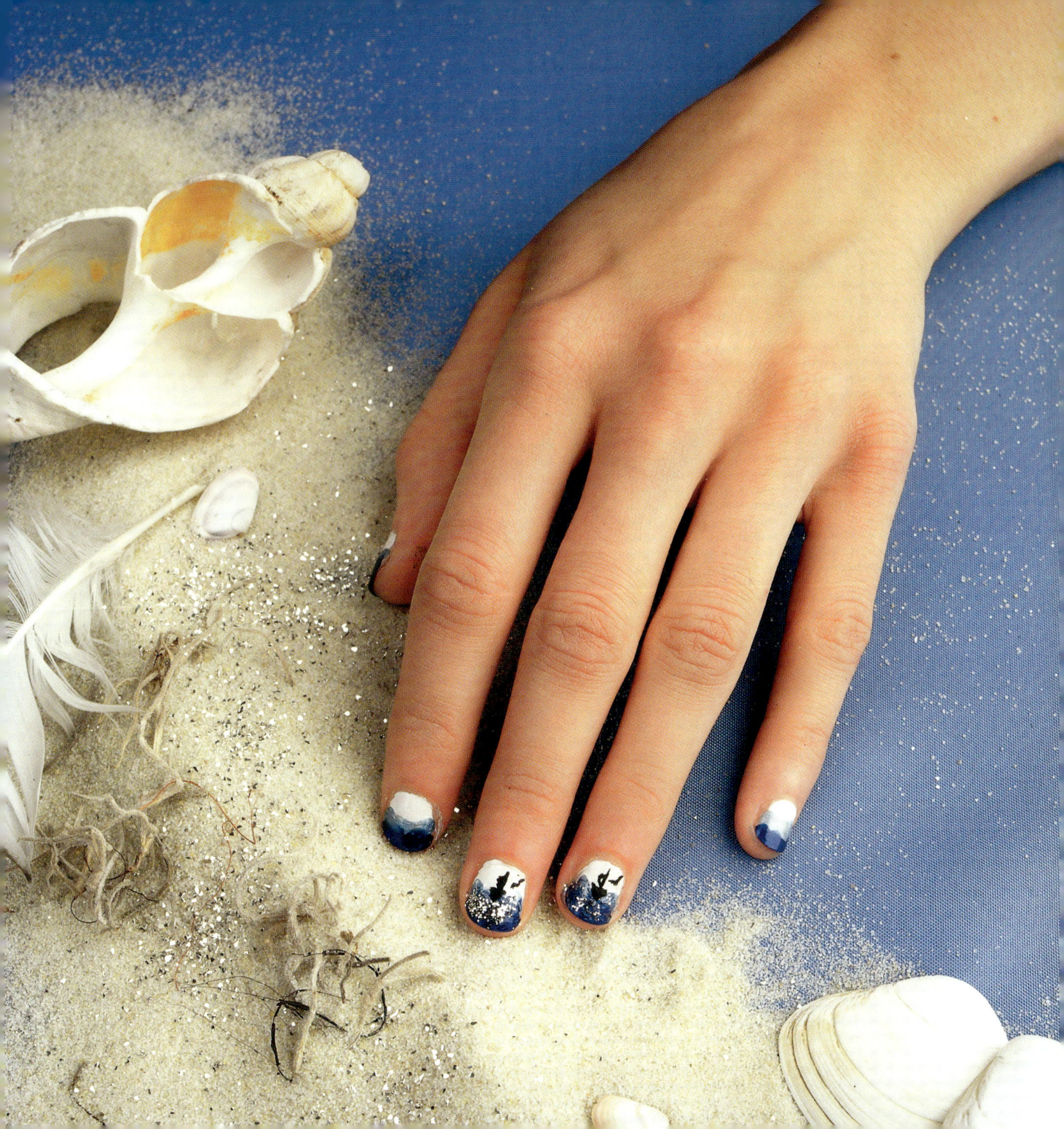

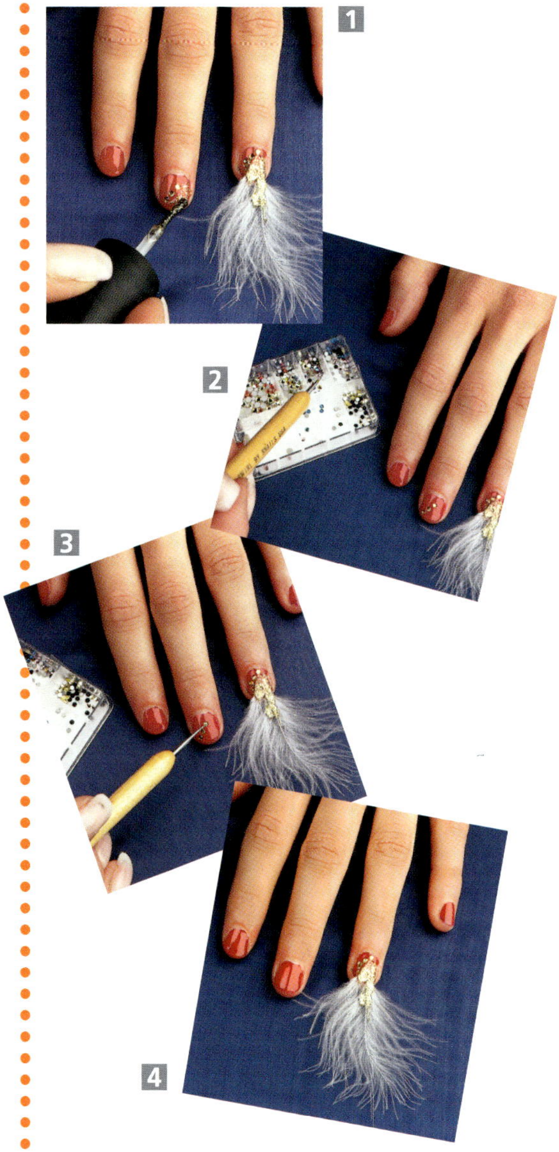

Party-Zauber

Statt Ihre Hände mit einem Brillantring zu schmücken, können Sie Ihre Nägel mit Glitzerstaub zu einem besonderen Blickfang machen. Auch Federn bieten sich für einen besonderen Abend an – und der Aufwand ist gar nicht so groß.

1 Lackieren Sie einen Nagel zweimal leuchtend rot. Da der Schmuck in den noch feuchten Lack gelegt wird, sollten Sie nicht alle Nägel gleichzeitig lackieren, sondern nacheinander bearbeiten – also immer erst einen Nagel lackieren und schmücken, dann den nächsten.

2 & **3** Legen Sie die Feder in den noch feuchten Lack der zweiten Schicht und drücken Sie sie sanft an, bis der Nagel trocken ist. Ebenso verfahren Sie mit den Strasssteinen. Dazu benutzen Sie am besten eine Pinzette oder einen Spot'n Swirl, wie auf dem Foto.

4 Mit Glitzerstaub können Sie noch ein paar Effekte auftupfen, bevor Sie alles mit Klarlack versiegeln.

ALS KLEBER für die Schmuckelemente kann auch ein Tupfer Klarlack verwendet werden

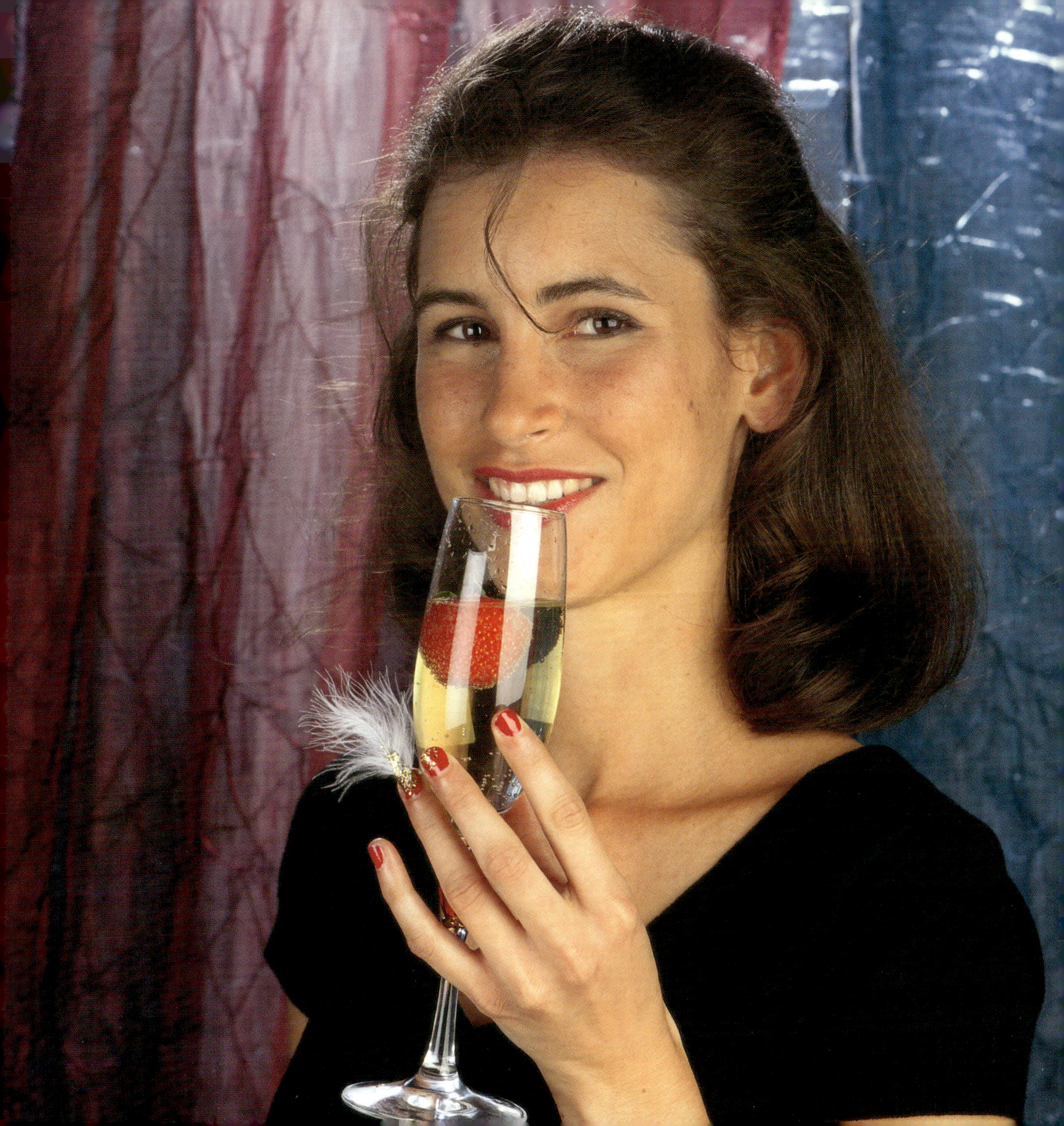

1

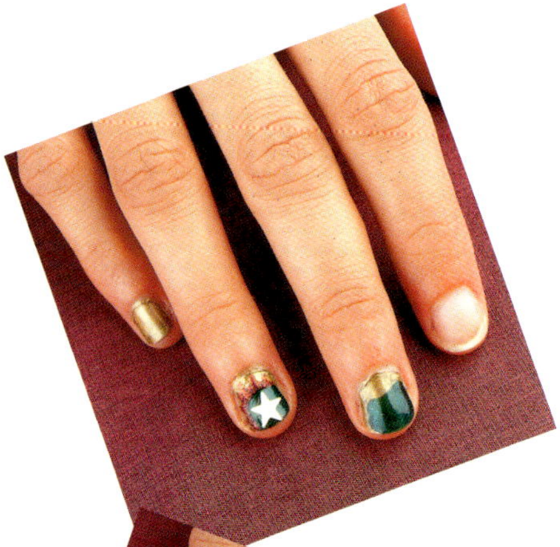

2

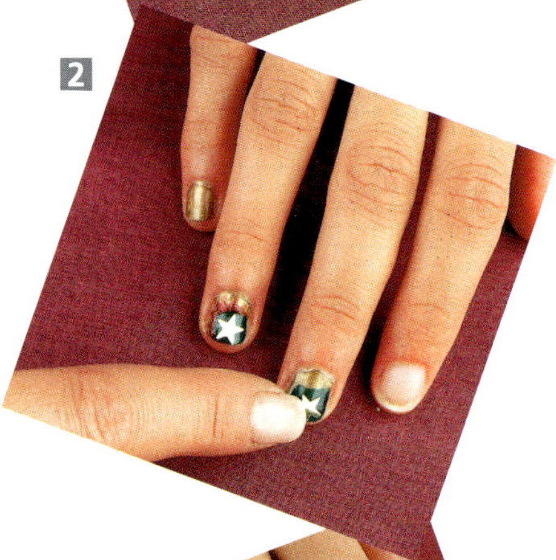

METALLSTERNE sind ein auffallender Schmuck für Ihre Nägel – hier mit weihnachtlichem Touch

3

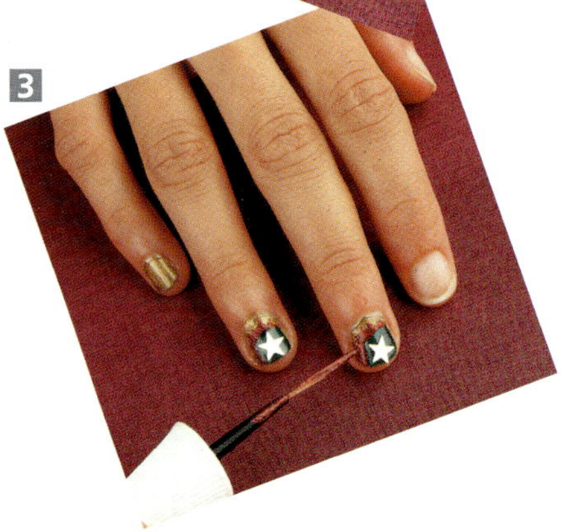

Weihnachtssterne

Mit verschiedenem Dekor immer wieder neu verwenden können Sie kleine Metallsterne: Ein blauer Untergrund assoziiert einen Mitternachtshimmel, Grün und Gold hingegen lässt Ihren Nagel eher weihnachtlich wirken.

1 Grundieren Sie den Nagel mit Goldlack. Dann lackieren Sie den oberen Teil des Nagels bis zur Spitze grün.

2 Legen Sie nun einen Glitzerstern mit der Pinzette oder mit Ihrem Finger in den noch nicht ganz trockenen Lack und drücken Sie ihn an. Sie können den Stern auch mit einem Tupfer Klarlack ankleben.

3 Mit einem haarfeinem Pinsel ziehen Sie dann mit rotem Lack eine Linie um jeden Stern. Zum Schluss versiegeln Sie wieder alle mit Klarlack.

Ebenfalls sehr festlich: Statt der Metallsterne können Sie auch selbstklebende Mini-Sterne oder Strasssteine nehmen.

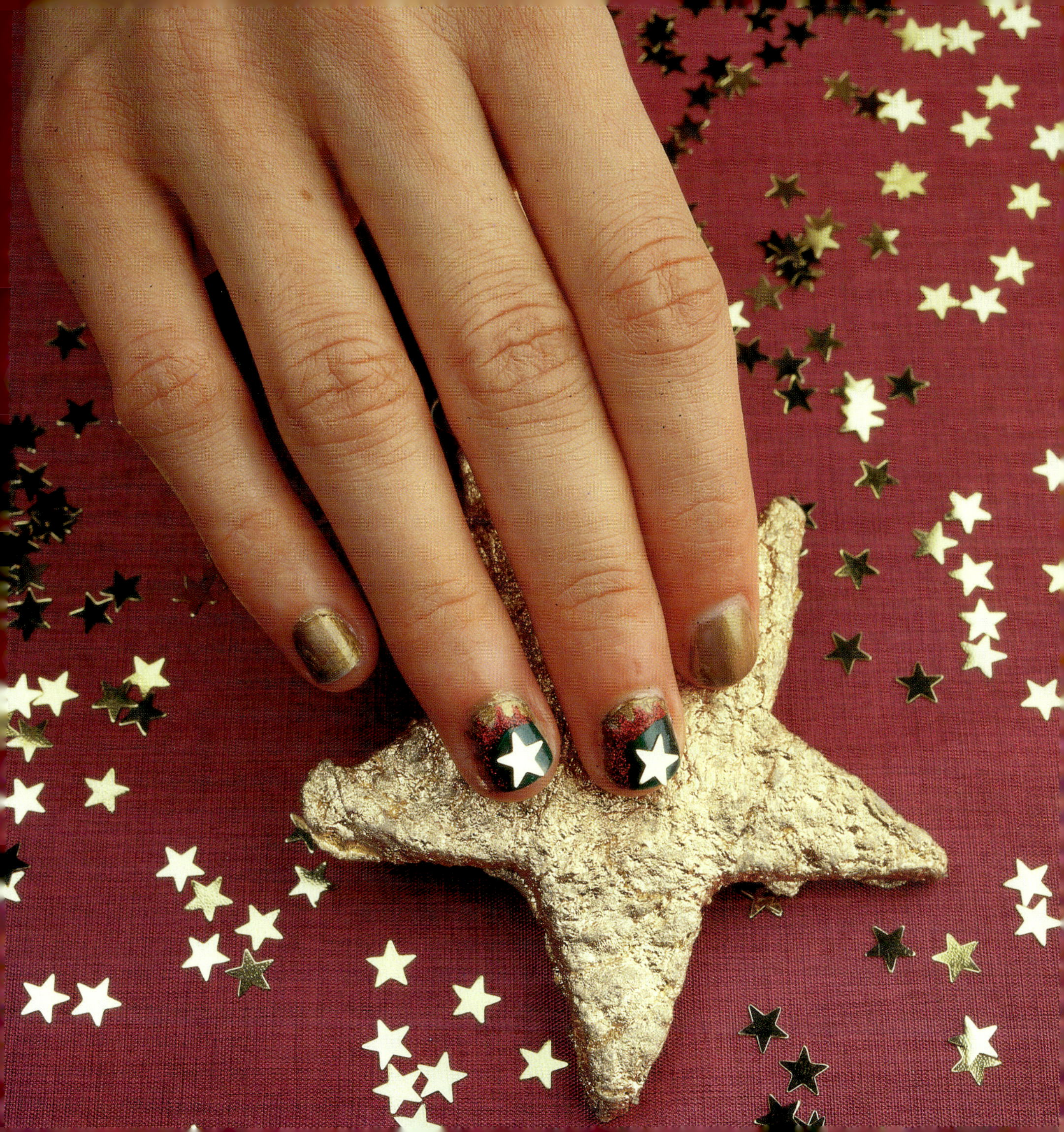

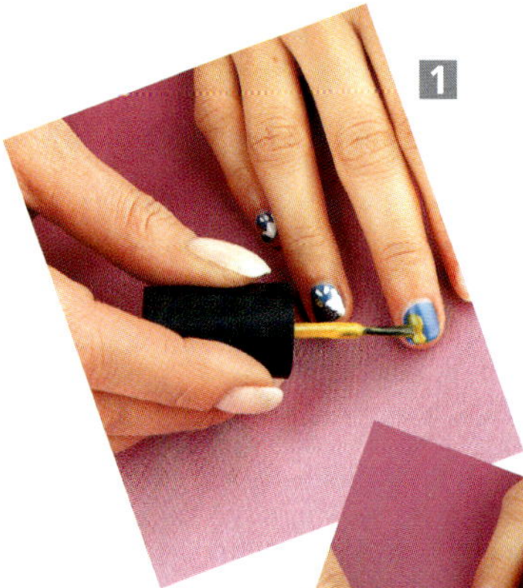

1

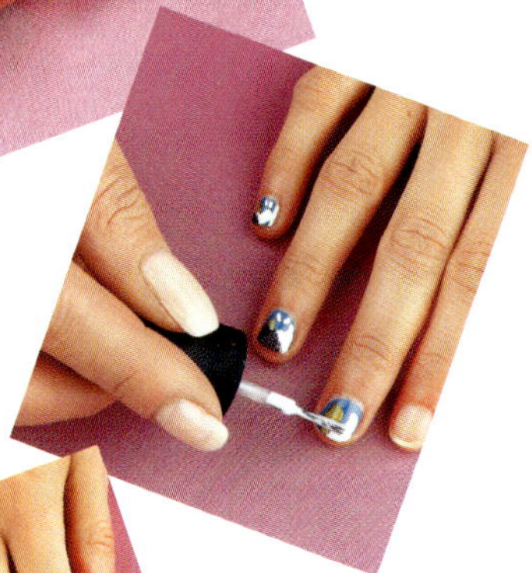

2

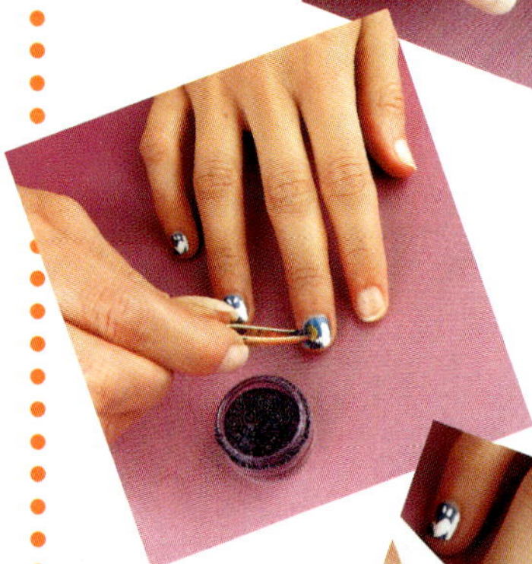

3

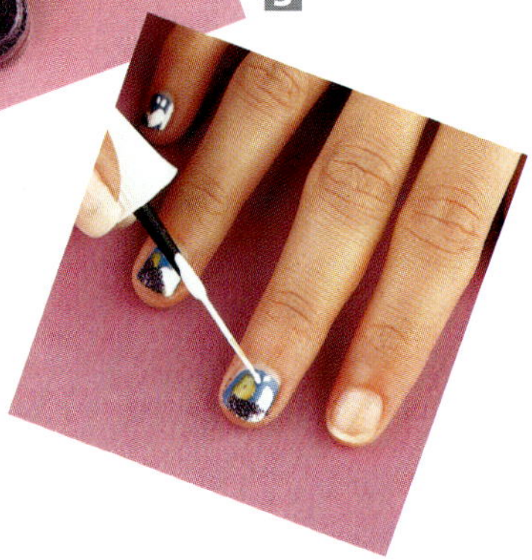

4

SCHÖN BUNT nicht nur zu Silvester – probieren Sie unterschiedliche Farbkombinationen und Muster aus

Silvester-Konfetti

Bei diesem Design können Sie jede Farbkombination wählen, die Ihnen gefällt oder die zu Ihrem Outfit passt. Hauptsache, die Nägel wirken schön knallig und fröhlich.

1 Grundieren Sie die Nägel mit türkisfarbenem Decklack. Dann setzen Sie auf der Mitte der linken Nagelhälfte mit gelbem Lack an und ziehen den Pinsel nach unten zur Nagelhaut.

2 Anschließend bemalen Sie die rechte Nagelhälfte von unten nach oben mit weißem Lack.

3 Bevor der Lack getrocknet ist, streuen Sie mit der Pinzette etwas silbernen Glimmer auf die Spitze des Nagels.

4 Zum Schluss setzen Sie mit einem spitzen Pinsel und etwas weißem Lack ein paar Punkte und versiegeln alles mit Klarlack.

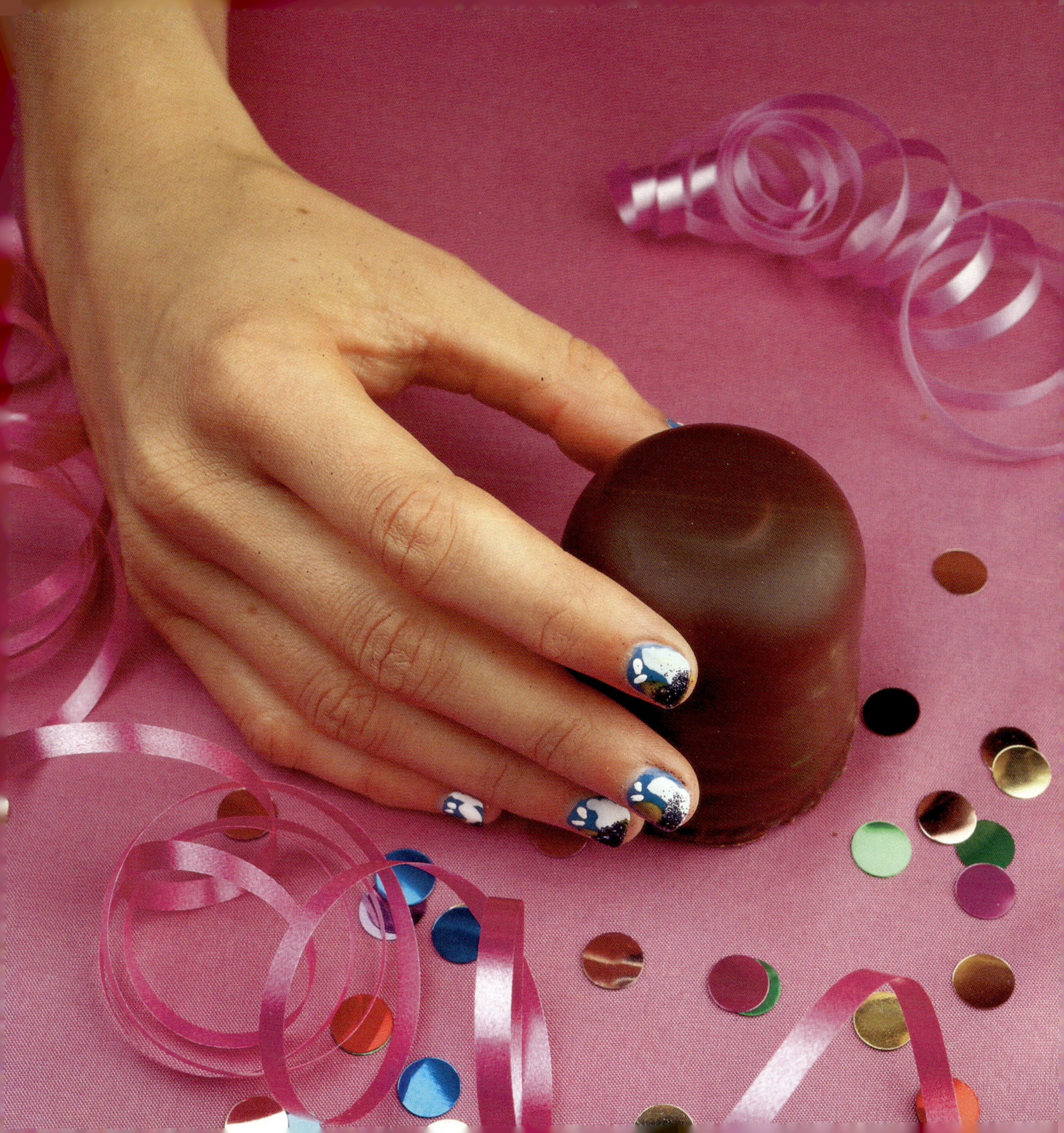

DIE HOHE KUNST DER NAIL ART

Profis malen Ihnen auf kleinstem Raum wahre Kunstwerke, die märchenhafte oder lustige Geschichten erzählen können.

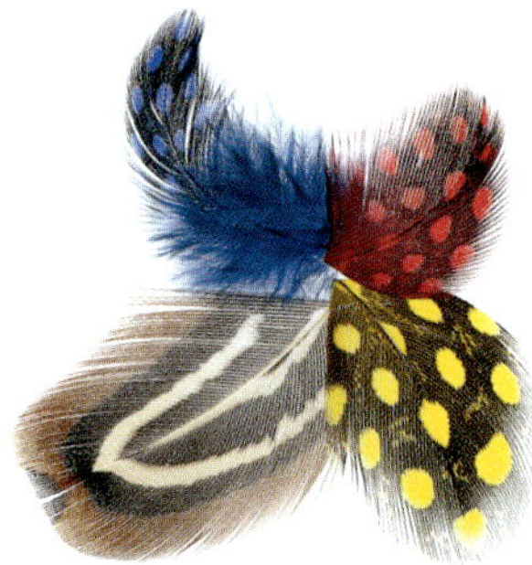

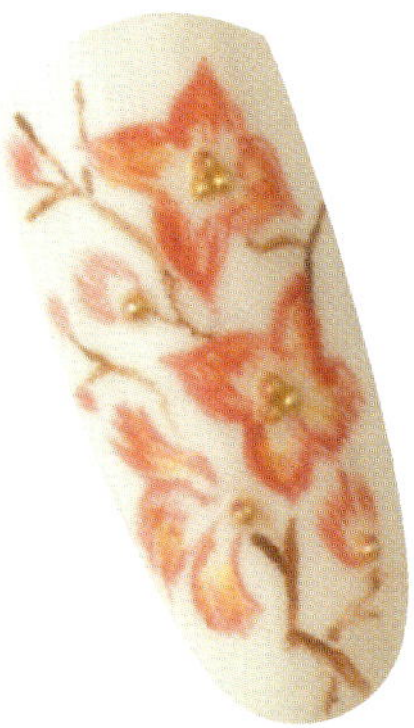

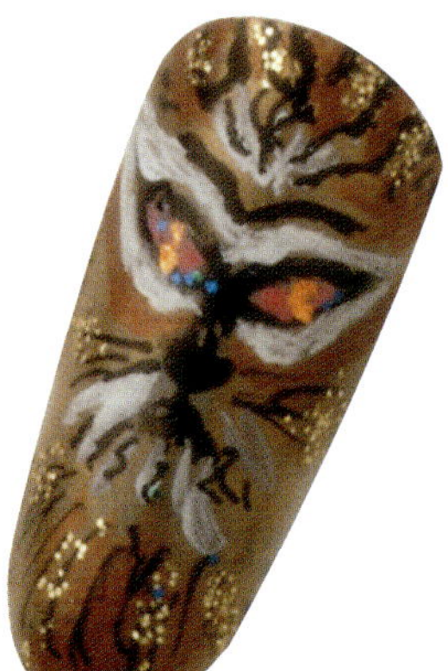

AIRBRUSH kombiniert mit Glimmer ist etwas für Könner

Mit etwas Fantasie und Übung können Sie Ihre Nägel selbst oder mithilfe einer Freundin mit attraktiven Mustern verzieren.

Wenn Sie aber einmal etwas wirklich Exklusives möchten, dann sind die wahren Profis gefragt: Sie verbinden ein umfassendes Nagel-Know-how mit außergewöhnlichem künstlerischem Geschick. Die „High Nail Art“ erfordert eine besonders ruhige Hand und sehr feine Instrumente, da die Motive noch weitaus komplizierter und kleinteiliger als bei den einfachen Designs sind. Die Nail-Art-Spezialisten arbeiten sowohl direkt auf dem Nagel als auch auf einem Kunststoff-Tip, der mehrfach verwendet werden kann.

Airbrush – nur etwas für Könner

Zahlreiche berühmte Künstler kreieren mit einer Spritzpistole und Farbe fotorealistische Bilder. Auch die experimentierfreudigen Könner unter den Nail-Artisten schaffen inzwischen kleine Airbrush-Kunstwerke. Ihre Bilder sind erstaunliche Miniaturen von lebensechten Gesichtern bis zu ganzen Mikro-Storys oder Comicstrips.

Die Airbrush-Pistole für Nägel hat eine winzige Düsenöffnung (0,2 – 0,3 mm) und wird mit wasserlöslichen Künstleracrylfarben gefüllt. Damit der Finger nichts von der Farbe abbekommt, deckt man ihn um den Nagel herum gut ab. Ob die Nail-Artistin mit Schablonen oder freihändig arbeitet, kommt auf das jeweilige Motiv und ihre Professionalität an. Das Ergebnis wird immer etwas ganz Besonderes sein. Damit die Pracht auch hält, wird das Werk zum Schluss mit Klarlack oder Nail-Art-Sealer versiegelt. Wird zunächst auf einen Kunststoff-Tip gemalt, kann dieser dann mit einem speziellen Kleber, der auch für Goldnägel verwendet wird, auf dem Nagel befestigt werden. Wenn Sie Ihre Nägel von einer Airbrush-Künstlerin gestalten lassen möchten, müssen Sie mit einem Preis von 15 bis 25 Mark pro Nagel rechnen.

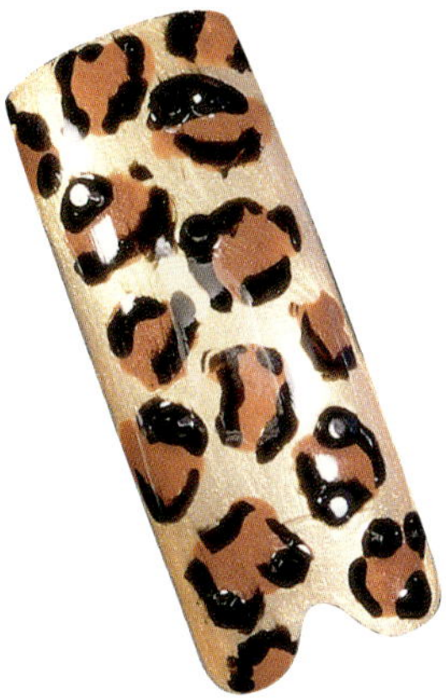

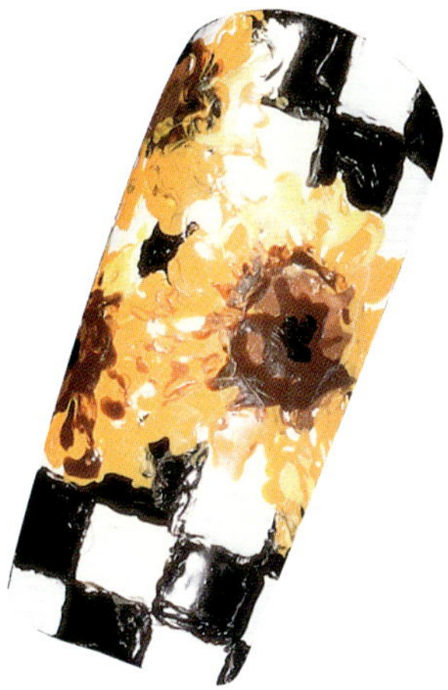

AIRBRUSH-SETS für Anfänger mit Spritzpistole und Farben kosten etwa 200 DM

Bilder nach Wunsch

Sie suchen jemanden, der Ihnen Ihr ganz persönliches Nagelbild malt? Fragen Sie bei verschiedenen Nagelstudios an, Adressen finden Sie zum Beispiel in den Gelben Seiten oder Stadtteilzeitungen. Auch die Firmen, die das Material und das Zubehör für Nail Art liefern können Ihnen hier Tipps geben; die Adressen finden Sie auf Seite 111. Neben den verschiedenen Utensilien werden dort oft auch Workshops für Profis angeboten. Gearbeitet wird meistens nach vorhandenen Vorlagen, aber auch eigene Vorstellungen können oft eingebracht werden. Eventuell werden dort oder in den Nagelstudios auch mal Models zum Ausprobieren benötigt. Erkundigen Sie sich einfach mal.

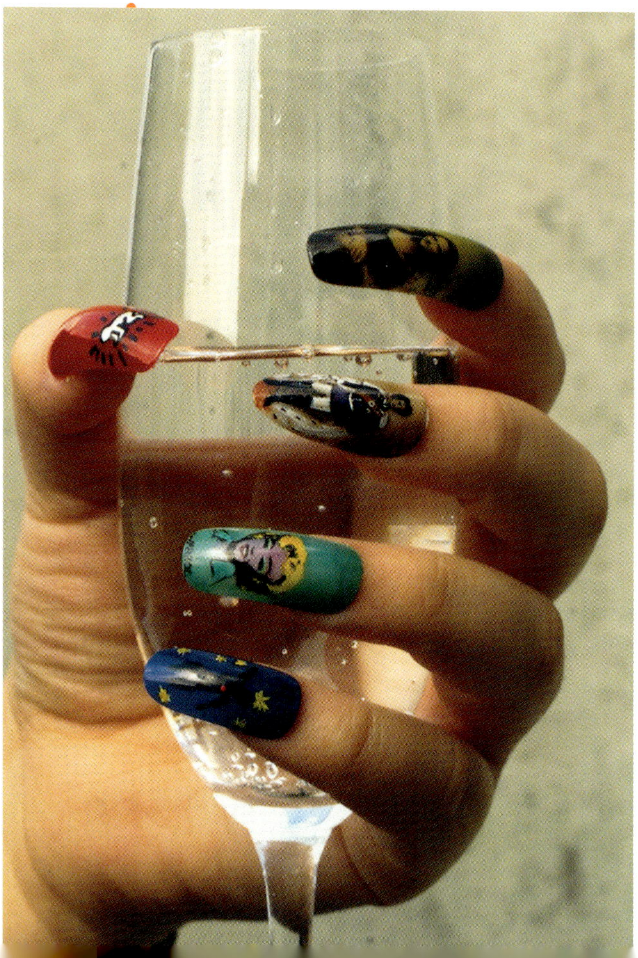

MINI-BILDER mit Prominenten – in perfekter Airbrush-Technik freihändig gesprüht

Zu Ostern einen Hasen, für die Ferien einen Strand

Nägel mit den passenden Motiven für alle Jahreszeiten sehen immer gut aus. Sie können auch Ihre bevorzugten Comicfiguren oder Ihr Lieblingshaustier aufmalen lassen. Ein überraschender Blickfang ist die Wiederholung des Musters oder der Stickerei von Kleid oder Bluse auf den Fingernägeln (siehe das Leo-Print auf Seite 85). Auch Monogramme, kunstvoll zum Beispiel auf Brautnägel gemalt, sorgen immer für Aufsehen.

Je länger Ihre Nägel sind, desto besser kommt die „High Nail Art“ zur Geltung. Kunststoff-Tips bieten sich an, weil sie haltbarer sind und mehrfach verwendet werden können.

Wer mehr Körperschmuck möchte, lässt sich ein Hand-Tattoo machen – zum Beispiel mit fertigen Tattoos zum Aufkleben, die dann verziert werden können. Alternativ dazu kann man Tattoos auch als Fortsetzung der Nail-Art mit Tattoostiften auf Finger und Hand malen (siehe Seite 70). Allerdings sind sie nur begrenzt haltbar. Das Hände waschen gestaltet sich etwas schwieriger. Apart zu einem tiefen Dekolleté das gleiche Tattoo zusätzlich auf Schulter oder Schlüsselbein appliziert.

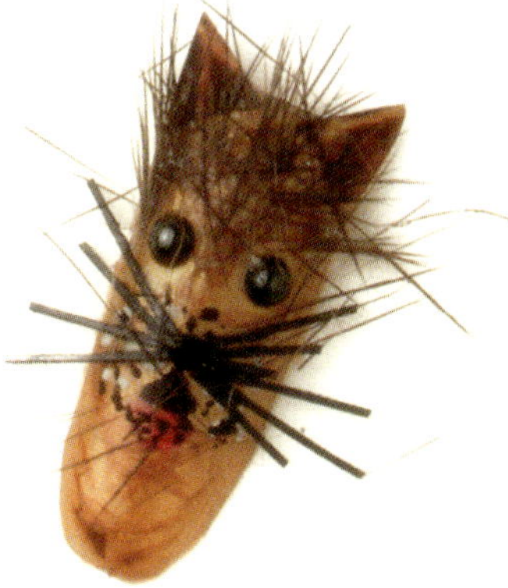

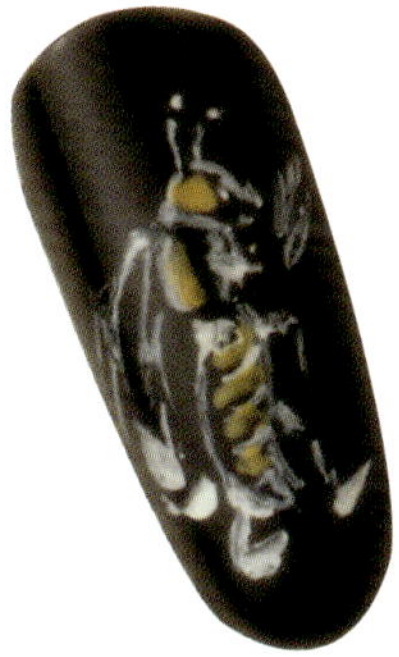

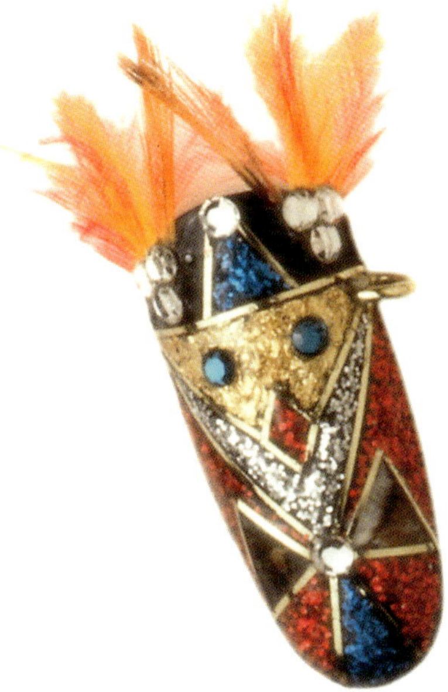

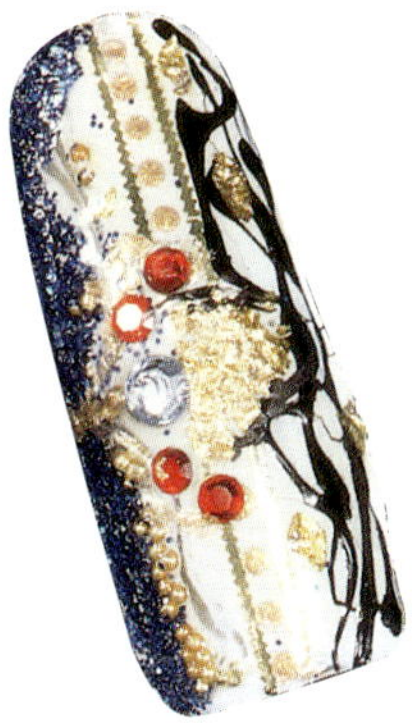

KLEINKUNST auf dem Nagel – Miniatur-Beispiele der hohen Nail-Art-Kunst

Es ist Gold, was da glänzt

Echten Schmuck gibt es auch für die Nägel – von aufklebbaren Diamanten über Goldtips bis hin zum goldenen Kettchen-Ring.

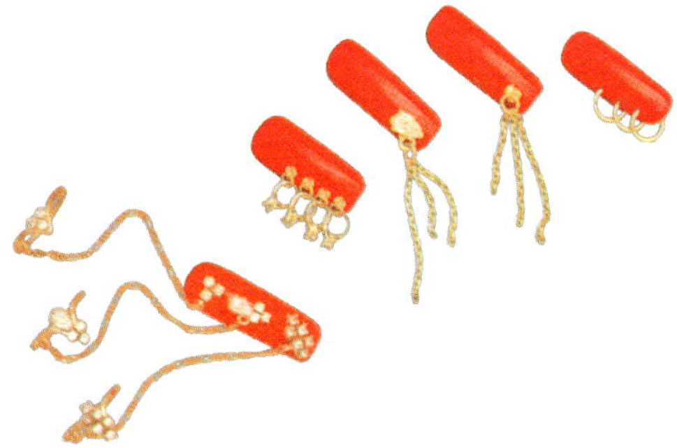

Wer etwas ganz Besonderes möchte, wird sich auch für Nagelschmuck aus Edelsteinen, Gold und Silber interessieren.

Die Auswahl ist groß, der echte Schmuck allerdings natürlich nicht ganz billig. Angeboten werden Nägel und Piercingringe aus 14 Karat Gelb- oder Weißgold und Sterling-Silber sowie vergoldete Silbernägel. Auch die Klebe- und Schraubmotive sind aus Gold oder Silber, ebenso die Ringe mit Kettchen und anhängendem Schmucknagel.

Als Schmucksteine werden entweder Diamanten und Halbedelsteine oder preiswerte Zirkone verwendet.

Die größte Auswahl an Nagelschmuck erhalten Sie direkt im Nagelstudio. Juweliere können Ihnen diesen Schmuck dann entsprechend bearbeiten (z. B. Gold-Tips passend feilen).

NAGELSCHMUCK aus Edelmetallen oder -steinen sollte ebenso wie andere Schmuckstücke regelmäßig gereinigt werden

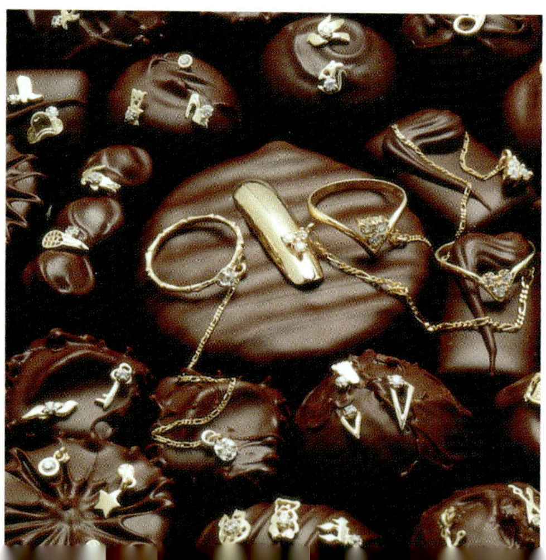

Karat-Gold oder lieber Sterling-Silber?

Flache Schmuckelemente werden auf die Nägel geklebt, andere in den Naturnagel oder einen aufgeklebten Tip geschraubt oder auch wie ein Piercing eingehängt.

Der passende Gold- oder Silber-Tip für Ihren Nagel wird im Nagelstudio mit einem speziellen Größenmesser ausgesucht. Eine möglichst perfekte Passform ist deshalb so wichtig, weil sich das Metall nicht so leicht wie Kunststoff umfeilen lässt. Übrigens gibt es Gold-Tips nicht nur für Finger-, sondern auch für Fußnägel.

Da mit dem Edelmetallnagel ein hartes Material (Gold oder Silber) auf ein weiches Material (Ihren Nagel) trifft, ist ein besonderer Kleber für Goldnägel nötig. Nach dem Aufkleben darf der Nagel zwei Stunden lang nicht mit Wasser in Berührung kommen. Da Sie ja einen etwas aufwendigeren Tip- bzw. Kunstnagel tragen, sollten Sie häufiger mal prüfen, ob er auch wirklich fest sitzt. Für eventuelle spätere Reparaturen empfiehlt es sich, den Goldnagelkleber mit nach Hause zu nehmen.

Der Edelmetallnagel lässt sich mit Kunstnagellöser entfernen. Bevor Sie ihn wieder verwenden, müssen alle Klebereste auf der Rückseite entfernt werden. Nur dann können Sie ihn erneut glatt und ohne Lufteinschlüsse befestigen. Wenn der Schmuck Steine enthält, kann man ihn in lauwarmem Seifenwasser mit einer weichen Zahnbürste reinigen.

Schmuck zum Kleben

Flache metallische Schmuckelemente werden einfach in den noch feuchten Nagellack gelegt und nach dem Trocknen mit Klarlack versiegelt.

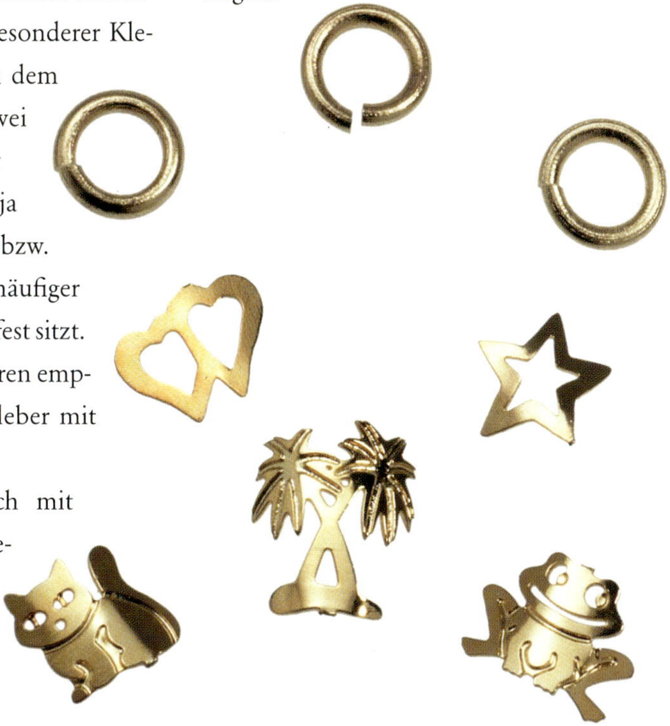

PIERCING-RINGE und flache Nagelschmuck-Elemente zum Aufkleben

Einige werden auch mit Goldnagelkleber auf den lackierten Nagel aufgeklebt. Auf zusätzliches Versiegeln kann dann verzichtet werden. Näheres zur Handhabung der Schmuckstücke erfahren Sie in der Gebrauchsanweisung oder im Nagelstudio.

Vom Nagel wieder gelöst werden die Zierelemente mit dem üblichen schonenden Remover für Kunstnägel. Auf Aceton als Lösungszusatz sollte man auch beim Nagelschmuck lieber verzichten.

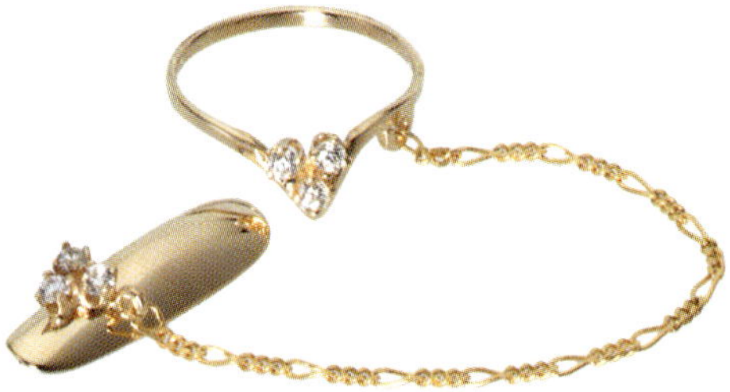

GOLDTIP mit Ring – eine besonders edle Variante

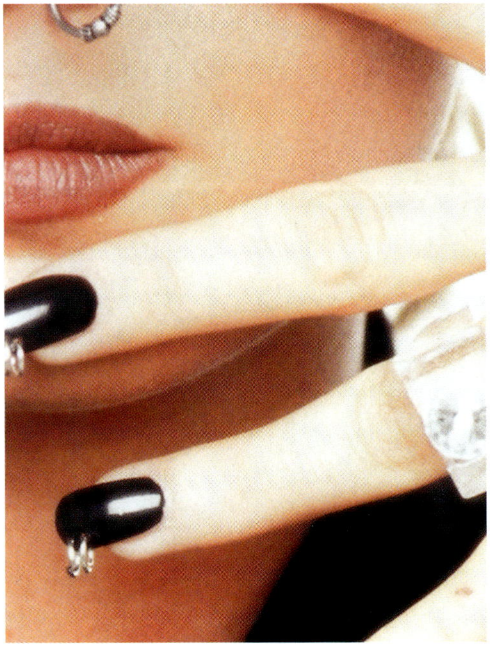

DOUBLE- ODER TRIPLE-PIERCING erlaubt das Tragen von Schmuckkombinationen

Nagelpiercing tut nicht weh

Für den besonderen Piercingschmuck werden nur die Nagelspitze oder der Kunststoff-Tip durchbohrt. Das Anbringen des Schmucks im Studio ist nicht schmerzhaft, aber an das Tragen muss man sich erst gewöhnen: Insbesondere baumelnde Schmuckelemente bleiben leicht irgendwo hängen und können eingerissene Nägel oder Tips nach sich ziehen. Ärgerlich ist natürlich auch, wenn Sie das Schmuckstück auf diese Weise verlieren.

Zur Vorbereitung auf das Piercen wird Ihr Naturnagel mit einem licht- oder selbsthärtenden System verstärkt. Alternativ dazu kann auch ein Tip aufgeklebt werden (siehe ausführlich auf den Seiten 45 f. und 51 f.). Wenn der Nagel lackiert werden soll, dann muss das vor dem Bohren geschehen; der Lack muss vollständig trocken sein.

1 ***Bohren*** Ist der Lack getrocknet, bohrt die Nailstylistin mit einem speziellen Mini-Bohrer ein Loch in die Nagelspitze. Der Bohrer wird dabei gerade angesetzt und drehend durch den Nagel geführt. Das Loch muss in Randnähe liegen, damit der Schmuck befestigt werden kann.

2 ***Schmuck einhängen*** Der Ring wird mit einer Pinzette vorsichtig in das Loch eingehängt, seine Enden leicht zusammengedrückt.

3 *&* **4** ***Schmuck befestigen*** Eine flache Zange hilft, die Ringenden in das Piercing-Metall-Kügelchen zu stecken. Handelt es sich bei dem Schmuckstück um einen Stecker, wird dieser mit einer winzigen Schraube befestigt. Steht der Stecker unter der Nagelspitze zu lang hervor, kann man ihn mit einer kleinen Zange etwas kürzen.

Erneuert werden sollte das Piercing erst, wenn die Nagelspitze oder der Tip sehr weit herausgewachsen sind. Mini-Bohrer und Schraubenzieher gibt es im Studio zu kaufen. So können Sie Ihr Schmuckstück auch zwischendurch immer mal wieder sicher befestigen.

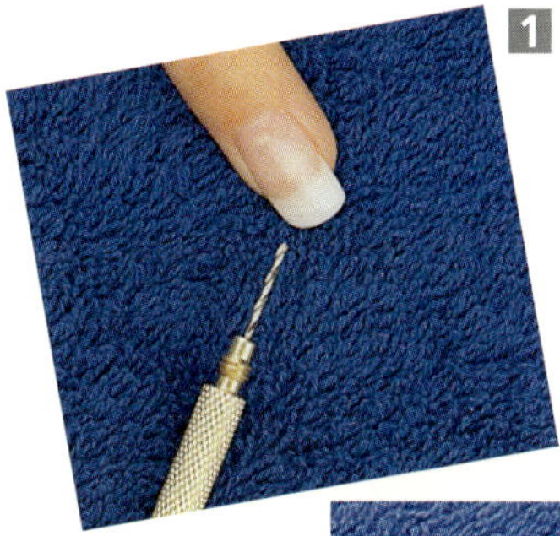

1

2

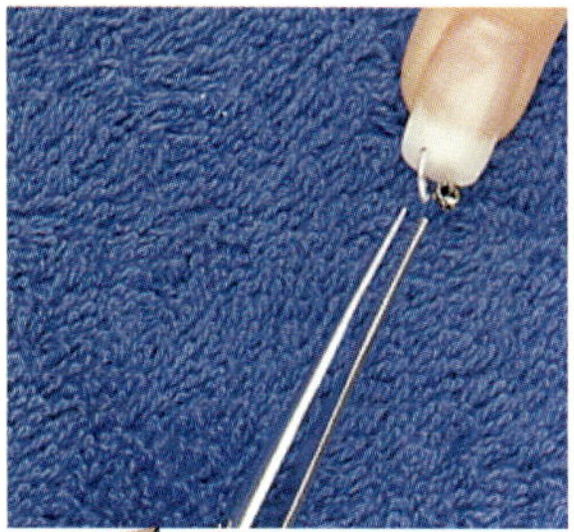

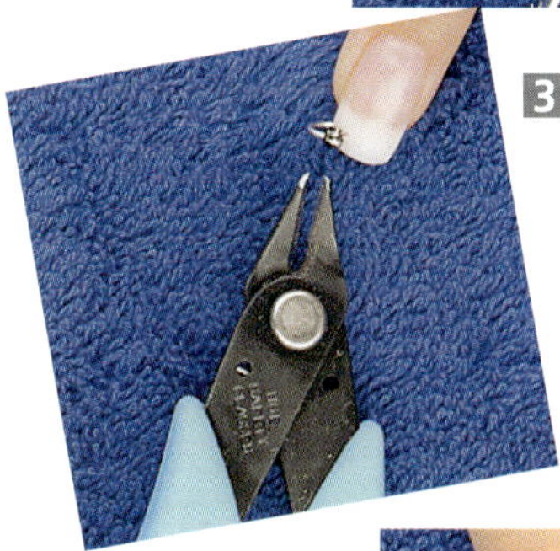

3

4

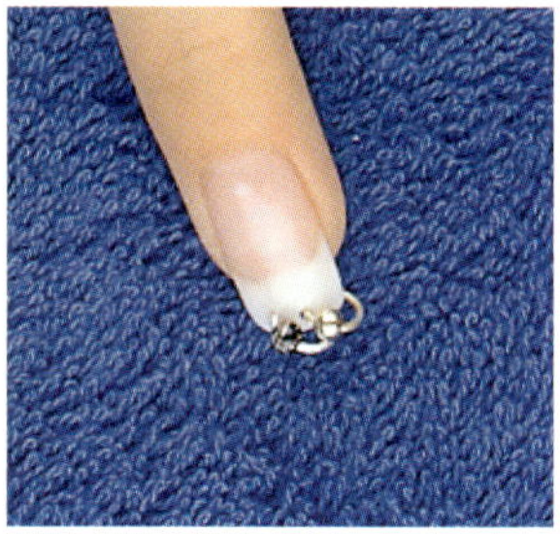

Nägel und Tips

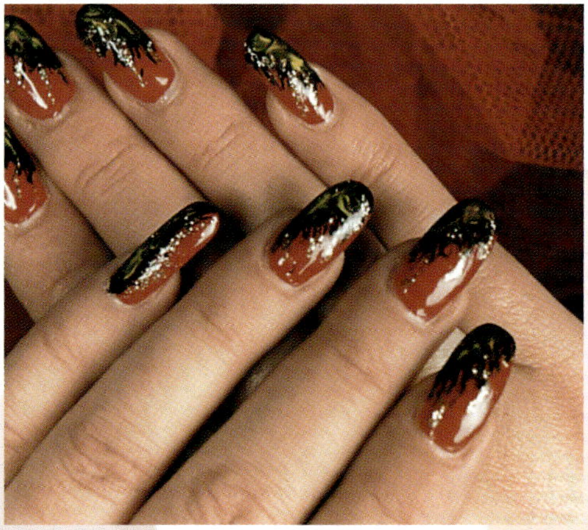

Haben Sie eine ruhige Hand? Dann können Sie auch freihändig malen. Sonst stützen Sie das Handgelenk am besten auf einem zusammengerollten Frotteetuch ab.

■ Bewahren Sie alle Materialien verschlossen auf, damit sie nicht einstauben. Das gilt ganz besonders für die Pinsel.

■ Zum Reinigen sollten Sie die Malerpinsel immer direkt mit einem in Nagellackentferner oder Aceton getränktem Papiertuch abwischen. Die Pinsel dürfen keine Lackreste enthalten, da sie sonst hart werden und beim nächsten Einsatz unerwünschte Farbmischungen abgeben.

Selber malen macht Spaß
Wenn Ihre Nail-Art-Grundausrüstung komplett ist, kann es losgehen. Entwerfen Sie Ihre Designs zunächst auf dem Papier. Dann können Sie sie auf Kunststoff-Tips ausprobieren. Mit Lackentferner lassen sich die Bilder ja jederzeit wieder entfernen.

■ Der Profi-Trick: Vor dem Bemalen kleben Sie die Tips mit Nagelkleber auf Zahnstocher auf. Zum Verzieren können Sie sie dann in Blumen-Dekomoos stecken, damit sie fest sitzen.

Küchenpapier ist ideal
Wenn Sie kleben und malen, sollte der Arbeitsplatz möglichst staubfrei sein. Als Unterlage und zum Abwischen der Pinsel haben sich Küchenpapier-Tücher bestens bewährt.

■ Ein Tipp der Nail-Profis: Arbeiten Sie nie mit eingecremten Händen, denn dann haben Sie keine sichere Hand beim Malen. Außerdem dürfen weder die Tips noch Ihre Nägel fettig sein, wenn der Lack halten soll.

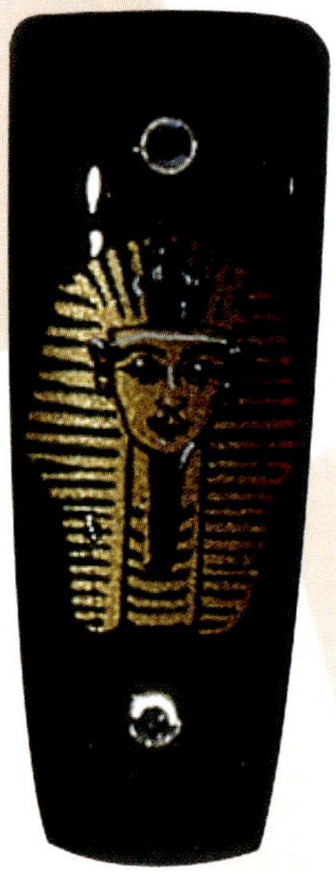

Mit der linken Hand
sind die meisten Menschen nicht besonders geschickt. Darum eignen sich für das Verzieren der Nägel der rechten Hand eher einfache Elemente wie Strasssteine, Abziehbilder oder selbstklebender Schmuck. Auch Glitterstaub macht viel her, wenn man ihn z. B. nur auf den Nagelspitzen verteilt.

SELBER BEMALEN

Lange Nägel – viel Bild
Nicht jeder hat schöne lange Nägel, die viel Platz für Nail Art bieten. Viele Frauen verlängern sich daher ihre Naturnägel zum Beispiel mit künstlichen Nagel-Tips, bevor sie kreativ werden.

■ Auf verstärkten Nägeln hält der Lack besonders gut.

■ Aber auch schöne Naturnägel können Sie mit einer kleinen Kunstgalerie verzieren.

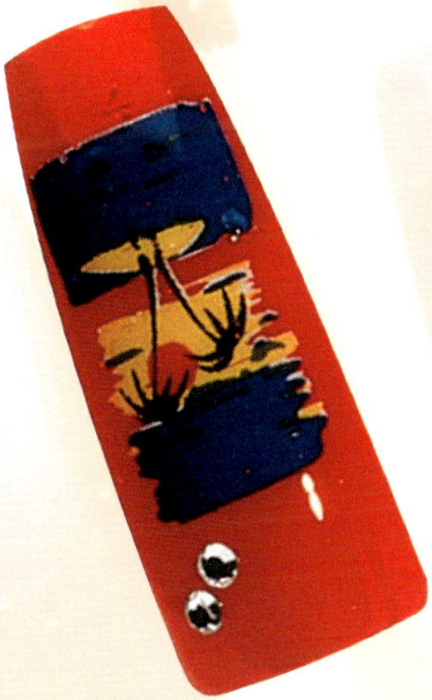

So geht es am besten
Damit der Lack richtig deckt, müssen die Fläschchen vor dem Öffnen sehr gut durchgeschüttelt werden. Die metallenen Mixkügelchen sorgen dafür, dass sich der Inhalt richtig mischt.

■ Bevor Sie einen Tip bemalen, müssen Sie ihn Ihrem Nagel möglichst genau anpassen. Mit einer körnigen Feile können Sie die Seiten bearbeiten, mit dem Knipser oben kürzen.

■ Lassen Sie unbedingt jede Lage Lack gut durchtrocknen, bevor Sie eine andere Farbe nehmen – es sei denn, Sie wollen die Farben ineinander „verziehen" (siehe Seite 70/71) oder etwas in den feuchten Lack hineindrücken.

■ Abziehbilder sind ideal für Anfänger: Das Motiv ausschneiden, einweichen, auf den lackierten Nagel legen und mit Klarlack versiegeln.

■ Auch selbstklebende Mini-Motive bieten sich zum Verzieren an. Sie sollten ebenfalls immer mit Klarlack versiegelt werden.

Arbeiten mit Elementen

■ Das Verzieren mit Blattgold (siehe rechts) will geübt sein. Zupfen Sie das feine Papier mit der Pinzette auseinander und setzen Sie es in den noch feuchten Lack oder in einen Tupfer Klarlack. Andrücken und gut versiegeln.

■ Wenn Sie mit selbstklebenden Folien oder Metallstreifen arbeiten, müssen diese exakt am Nagelrand geschnitten werden. Die Nagelspitzen mit Klarlack versiegeln. Täglich prüfen, ob die Schmuckelemente noch halten, sonst neu versiegeln.

■ Federn drückt man mit dem Kiel in einen Tropfen Klarlack und wartet, bis dieser trocken ist.

■ Mit den farbigen Tattoostiften lässt sich wunderbar leicht malen. Sie können Motive auf die Finger und die Hand, mit Schablonen oder aber freihändig zeichnen. Das gilt auch für das Auftragen von Henna-Tattoos (Mendhis, siehe Seite 108). Die Haut muss dafür vollkommen fettfrei sein.

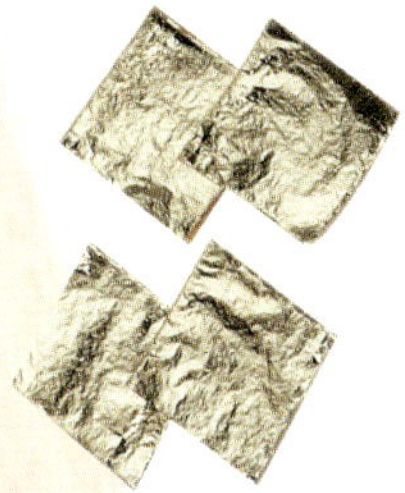

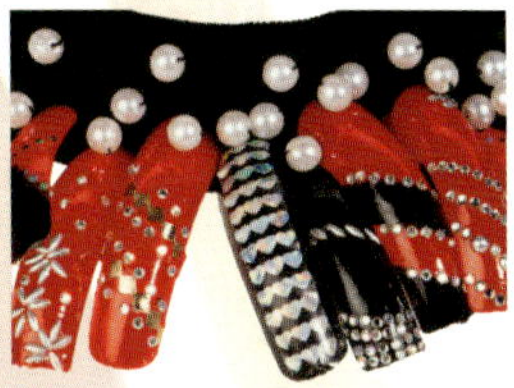

Für superfeine Malerei
Zum Schluss noch ein Tipp für sehr versierte Nail-Art-Malerinnen: Im Künstlermalbedarf gibt es wasserlösliche Acrylfarben, die sich sehr gut zum Malen auf Nägeln und auf Nagellack eignen. Damit können Sie auch extrem feine Zeichen, Motive und Bilder malen.

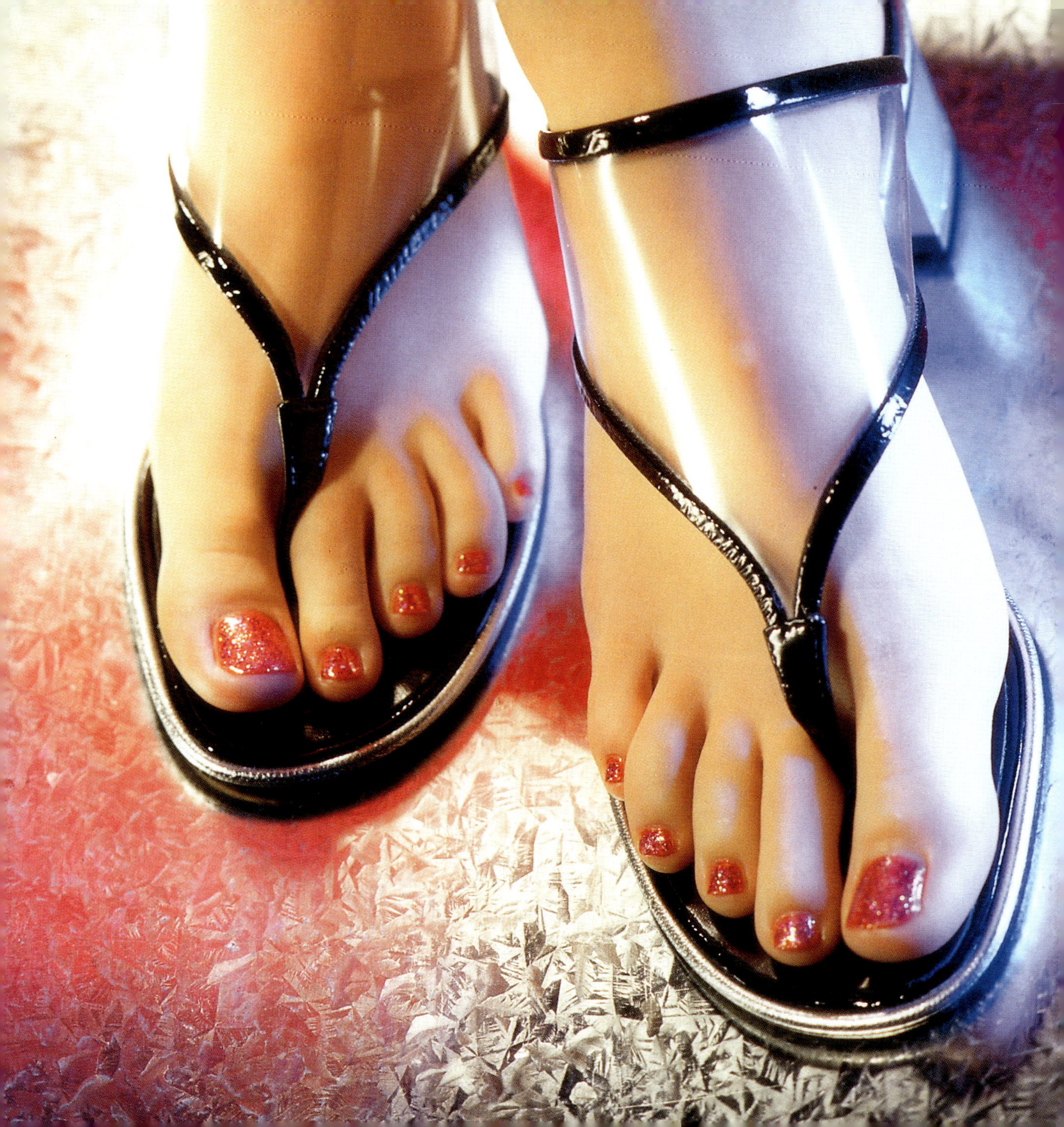

DIE FÜSSE

DA STEHEN WIR DRAUF
GLANZLICHTER
NICHT NUR IM SOMMER

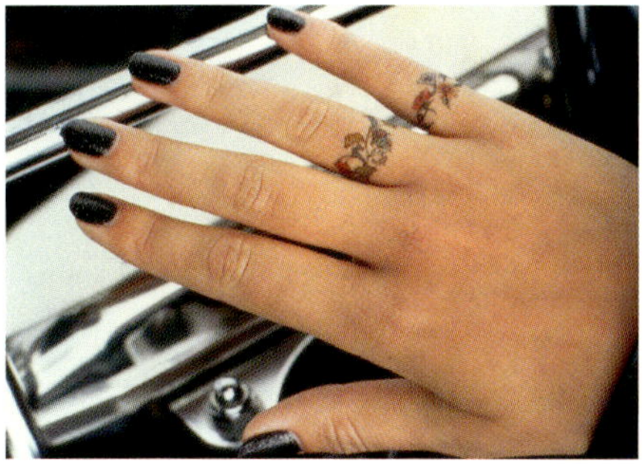

DIE PEDIKÜRE – PERFEKT UND MIT STIL

Gönnen Sie Ihren Füßen eine wöchentliche Pflege-Session und Sie werden sich jeden Tag auf ihnen wohl fühlen.

Der Fuß ist eine Hand am Bein" – dies war bereits 1906 die Meinung von Conrad Birkenstock, dem Erfinder der gleichnamigen, fußfreundlichen Sandale. Regelmäßig pedikürt werden sollten Ihre Nägel aber nicht nur im Frühling, wenn der Fuß wieder verstärkte Beachtung findet.

DIES UND noch ein bisschen mehr brauchen Sie für die Pflege Ihrer Füße

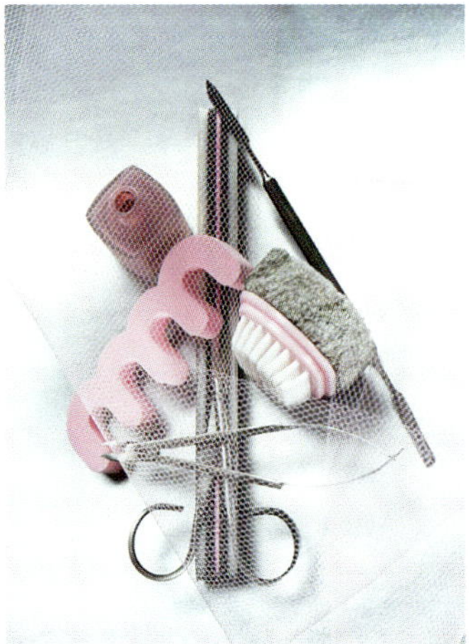

Die Grundausstattung

- ***Nagelschere, -zange oder -knipser*** Je schärfer das Instrument, desto glatter und splitterfreier lässt sich der Nagel kürzen.
- ***Hautzange*** Überstehende Nagelhaut an Hand- und Fußnägeln knipst sie sauber ab.
- ***Holzstäbchen oder Pferdefüßchen*** Damit lässt sich die Nagelhaut sanft, aber nachdrücklich zurückschieben.
- ***Feilen*** Mit Diamant-, Saphir- oder Keramikfeilen glättet man die oberen Nagelkanten und rundet die Ecken ab.
- ***Bimsstein oder Hornhautraspel*** Wenn Sie damit die Hornhaut regelmäßig entfernen, sind Ihre Füße immer samtweich.
- ***Hornhauthobel*** Mit der Rasierklinge im Hornhauthobel lässt sich die Hornhaut noch leichter entfernen. Aber Vorsicht: Die Klinge ist scharf und man schneidet leicht zu viel ab, wenn man im Umgang nicht geübt ist.

Schritt für Schritt gut gepflegt

Wenn Sie Ihre Füße regelmäßig jede Woche pflegen, dauert die Pediküre nicht länger als 20 Minuten.

1 ***Hornhaut entfernen*** Beginnen Sie mit einem lauwarmen Fußbad, das Meersalz oder ein paar Tropfen Teebaumöl enthält. Entfernen Sie dann mit einer Hornhautraspel die Hornhautverdickungen an Ihren Füßen.

2 ***Nagelhaut zurückschieben*** Schieben Sie nun die aufgeweichte Nagelhaut mit Pferdefüßchen oder Holzstäbchen zurück. Knipsen Sie überstehende Nagelhaut mit der Hautzange ab, schneiden Sie aber nichts rigoros weg (ohne Bild).

3 ***Schneiden*** Weil Fußnägel fester sind, lassen sie sich nach einem warmen Bad leichter kürzen. Dazu eignen sich Nagelschere, -zange oder -knipser. Die Form soll oben gerade mit der Zehenkuppe abschließen

4 ***Feilen*** Mit der Feile werden die Ecken der Fußnägel etwas abgerundet und die Nagelränder geglättet.

1

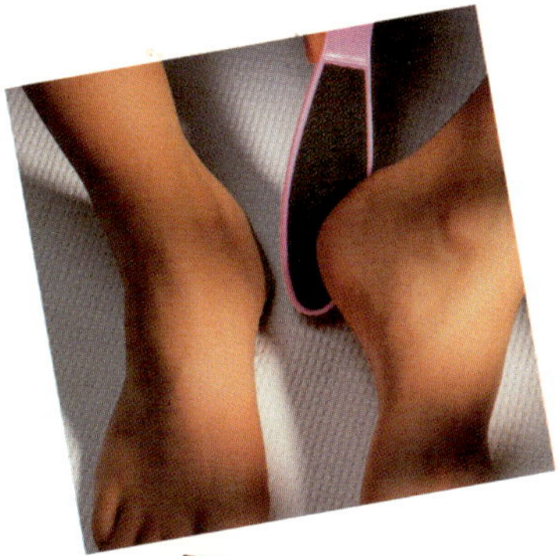

3

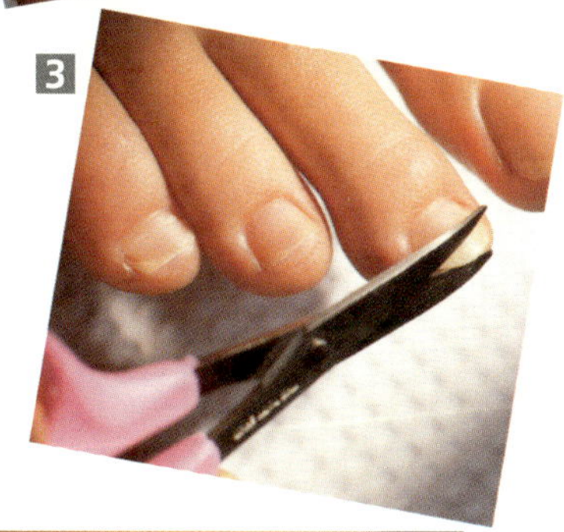

4

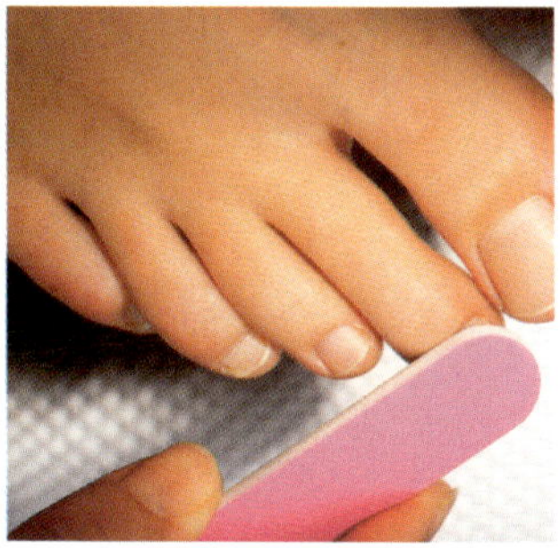

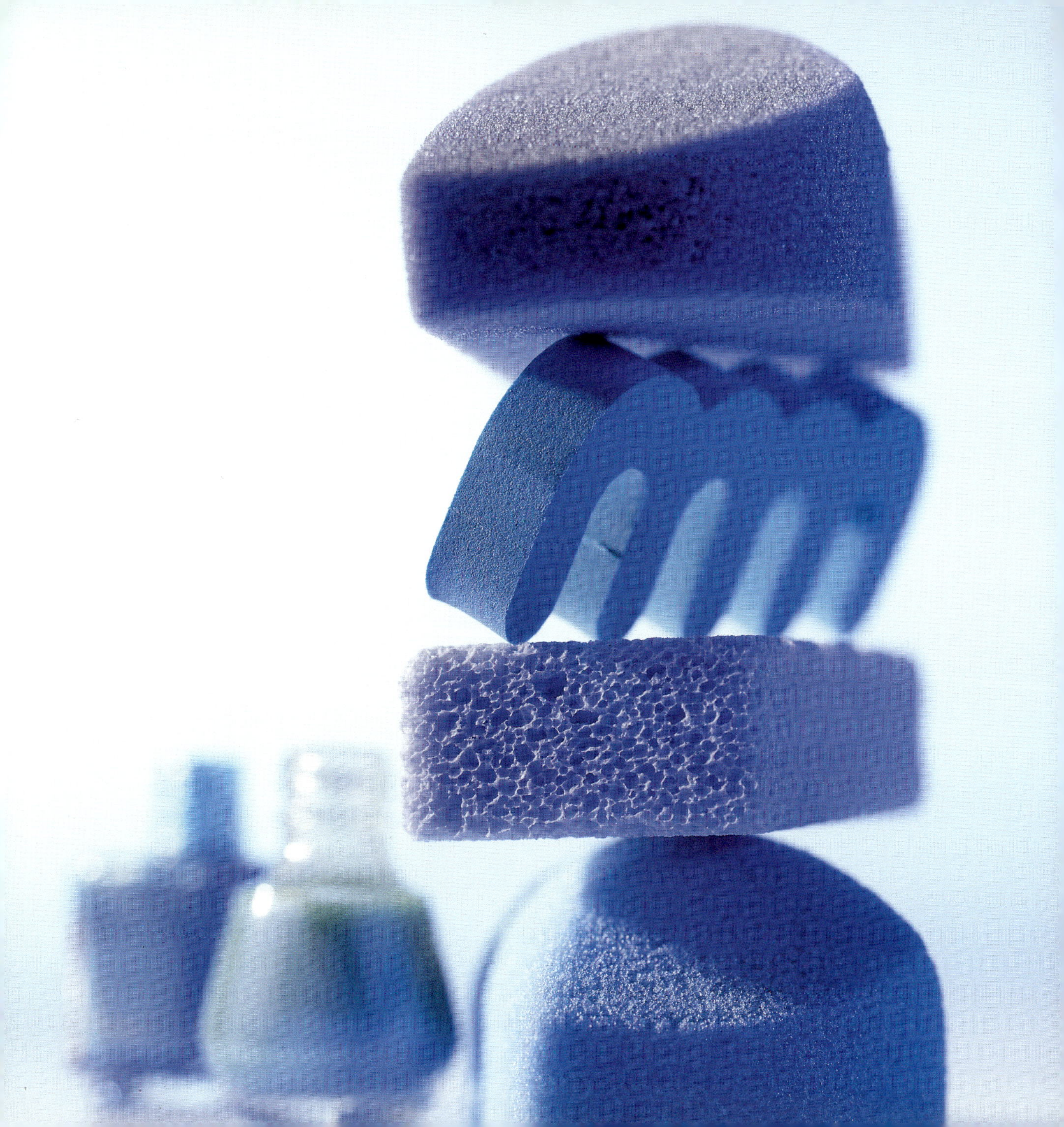

SPEZIAL-TIPPS FÜR DIE FUSS-PFLEGE

Auch wenn sie fester und weniger strapaziert als die Fingernägel sind, brauchen Fußnägel gelegentlich spezielle Pflege.

- *Nagelhautlöser* für eilige Frauen: Ein warmes Fußbad weicht die Nagelhaut zwar perfekt auf, aber wenn die Zeit mal nicht reicht, geht es auch mit dem Nagelhautlöser (siehe auch Seite 12).
- *Nagelpeeling* macht die Oberfläche der Fußnägel wieder glatt und lässt auch Verfärbungen verschwinden: Die Peeling-Creme enthält feine Schleifpartikel und sollte einmal wöchentlich angewendet werden.
- *Nagelcreme oder -öl* sind als tägliche Zusatzpflege sehr sinnvoll: Da die Fußnägel ja meistens ein Leben im Dunkeln führen, sind sie – samt der umgebenden Haut – oft ziemlich trocken. Die Pflegeprodukte dürfen richtig schön „fettig" sein.
- *Fußcreme* enthält häufig erfrischende Wirkstoffe wie Minze, Kampfer und Menthol. Sehr angenehm bei brennenden, geschwollenen Füßen. Außerdem ist diese Creme besonders fetthaltig, sodass sie gleichzeitig die Nägel pflegt.

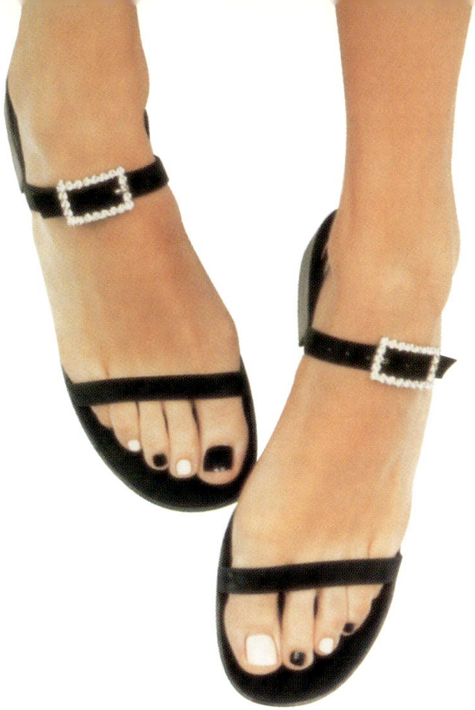

BIMSSTEIN, Nagelspreizer und Schwamm für Fuß- und Nagelpflege

Hilfe bei Fussproblemen

Fühlen Sie sich wohl auf Ihren Füßen? Oder drückt Sie gelegentlich der Schuh und verursacht Schmerzen? Schnelle SOS-Tipps helfen.

Bei Fuß- und Fingernägeln treten ähnliche Probleme auf (siehe Seite 20). Aber die Füße selbst haben auch ihre besonderen Eigenarten.

■ ***Eingewachsene Nägel*** Wenn die Nagelecken nicht abgerundet werden, sondern gerade bleiben, können sie seitlich in die Haut einwachsen. Diese entzündet sich und macht jeden Schritt zur Qual. Das Gleiche passiert durch permanenten Druck zu enger Schuhe. Wenn antiseptische Fußbäder mit Teebaumöl und entzündungshemmende Salben nichts nützen: Einen Wollfaden mit Jod tränken und vorsichtig unter den Nagel schieben. So löst er sich aus dem entzündeten Bett und kann heilen.

■ ***Hornhaut*** Sie bildet sich, wenn der Schuh drückt oder eine Partie des Fußes besonders belastet wird. Entfernen Sie sie nicht vollständig, sie bilden sich sonst noch schneller neu.

■ ***Hühneraugen und Druckstellen*** Sie entstehen schnell, wenn immer wieder Druck von außen auf die Zehen ausgeübt wird. Drückende Schuhe ausmustern oder die Zehen mit speziellen Polstern schützen (in Drogerien oder Apotheken erhältlich). Zum Entfernen der Hühneraugen gibt es besondere Lotionen und Pflaster.

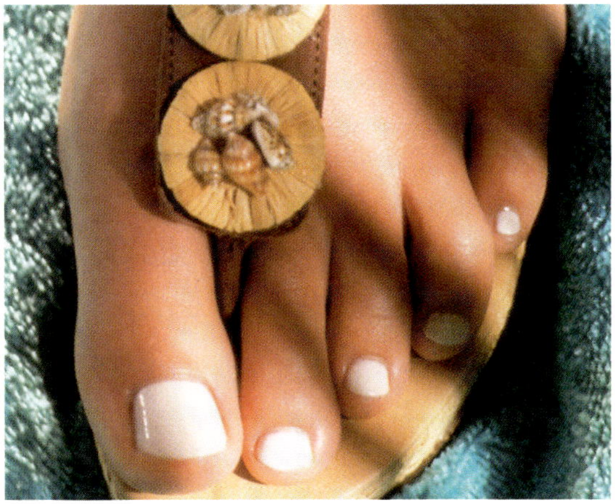

BEQUEME SANDALEN mit viel Freiraum für die Zehen sind eine Wohltat für die Füße

PROFI-TIPPS FÜR DIE FÜSSE

Frauen haben häufig schon früh Probleme mit den Füßen, da sie bereits als Teenies falsches Schuhwerk tragen – alles der Mode zuliebe. Wer seine Füße vorzeigen möchte, der muss sie als Präzisionsinstrument und Gesamtkunstwerk betrachten und entsprechend pflegen. Hier noch ein paar zusätzliche Tipps für Sie:

- *Luxuspackung* für strapazierte Füße: Packen Sie sie dick in Fuß- oder Allzweckcreme ein, ziehen Sie ein Paar Baumwollsocken darüber und gehen Sie so ins Bett. Am besten einmal wöchentlich.
- *Fußbäder* sind nicht nur eine gute Vorbereitung für die Pediküre, sondern eignen sich auch als Stressbuster. Geben Sie ein paar Tropfen belebendes, ätherisches Öl (Lavendel, Rose, Rosmarin, Minze) ins Wasser, ein duftendes Badesalz oder eine sprudelnde Fuß-Badetablette. Nach 15 Minuten Entspannung ist die Welt wieder in Ordnung.
- *Schuhe kaufen* Sie besser am Nachmittag. Dann sind die Füße geschwollener und empfindlicher und Sie kommen weniger in Versuchung, neue Schuhe zu klein zu kaufen. Wenn sie nicht gleich passen, besser darauf verzichten. „Eingelaufen" sind sie meistens erst, wenn sie ihre beste Zeit eigentlich schon hinter sich haben.
- *Fliegender Wechsel* Lieben Sie High heels? Dann sollten Sie Ihren Füßen zuliebe zu Hause regelmäßig auf flache Schuhe umsteigen, denn sonst verkürzen sich mit der Zeit die Muskeln.

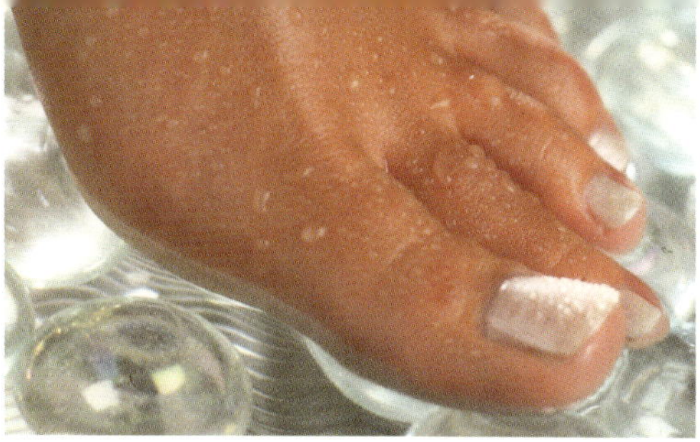

KALTE FUSSBÄDER kurbeln an heißen Sommertagen den Kreislauf an

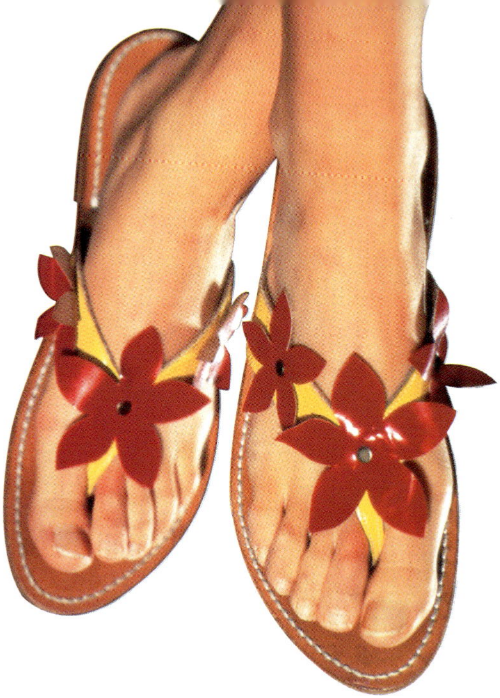

Profi-Pediküre gefällig?

Sie bekommen Ihre Fuß- und Nagelprobleme nicht so recht in den Griff? Versuchen Sie es doch mal mit einem Fußpfleger oder einer dafür ausgebildeten Kosmetikerin. In der Praxis wird meistens ein bisschen gründlicher gearbeitet als zu Hause, unter strengen Hygienevorschriften und mit speziellen Geräten. Hier gibt es dann auch die richtige Beratung, wie Sie in Zukunft Druckstellen oder Hühneraugen vorbeugen können. Das Angenehmste an der Behandlung ist die abschließende Verwöhn-Massage der Füße. Daneben beherrschen nicht wenige Fuß-Spezialisten, aber auch Heilpraktiker und Kosmetikerinnen, die Fußreflexzonen-Massage. Sie soll über bestimmte Druckpunkte auf der Fußsohle die inneren Organe aktivieren und Störungen positiv beeinflussen. Haben Sie Ihre Füße schon einmal selber massiert? Es ist ganz einfach:

- Setzen Sie sich auf einen Stuhl und legen Sie den rechten Fuß auf das linke Knie. Streichen Sie mit beiden Händen abwechselnd von den Zehen zu den Knöcheln.

- Walken Sie die Fußsohlen von den Zehen aus ein paarmal mit den Fingerknöcheln durch.

- Ziehen Sie vorsichtig an jedem einzelnen Zeh und streichen Sie die Füße dann mit beiden Händen langsam aus.

Praktisch: Baumwollsocken (in Parfümerien, Drogerien) mit aufgedruckten Reflexzonen zum Selbermassieren. Einfach anziehen und nach Muster drücken.

BARFUSS auf Steinen zu laufen ist eine hervorragende Massage für gestresste Füße

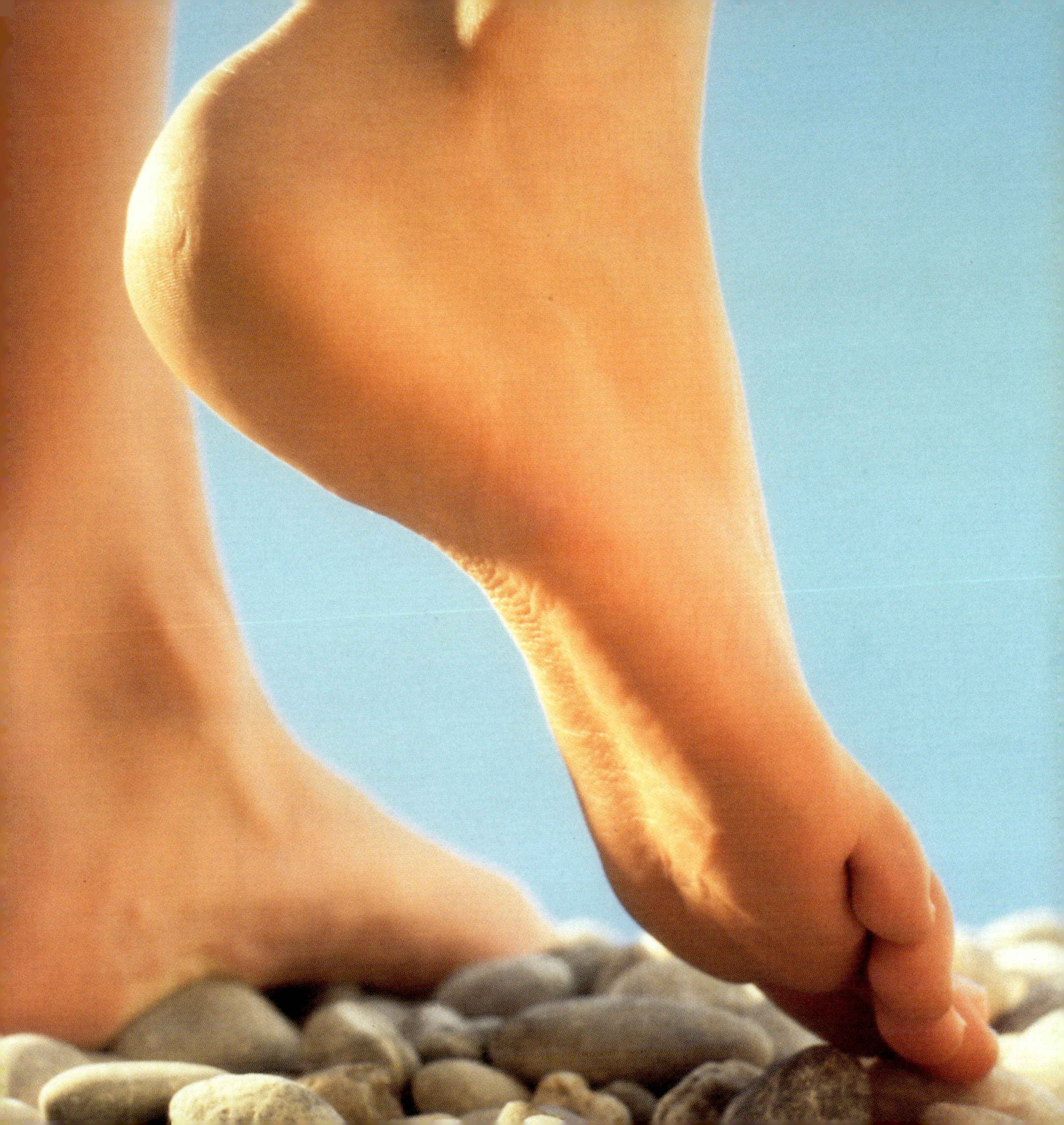

Glänzender Auftritt für schmucke Füsse

Wenn Ihnen die neuen Farben für die Hände noch etwas zu gewagt erscheinen, experimentieren Sie doch auf den Fußnägeln.

Selbst während der Zeit, in der rote Fingernägel out waren, trug man jede Menge Farbe auf den Zehennägeln. Das fanden die Frauen – und natürlich auch die Männer – genau so sexy wie seidene Dessous unter einem braven Flanellkleid mit weißem Kragen und Manschetten oder unter einem strengen Nadelstreifen-Anzug. Die Raffinesse lag im versteckten Detail und wurde erst nach und nach enthüllt – oder vielleicht auch gar nicht.

METALLIC-LACK **hält sehr lange auf den Nägeln und sieht ganz besonders aufregend aus**

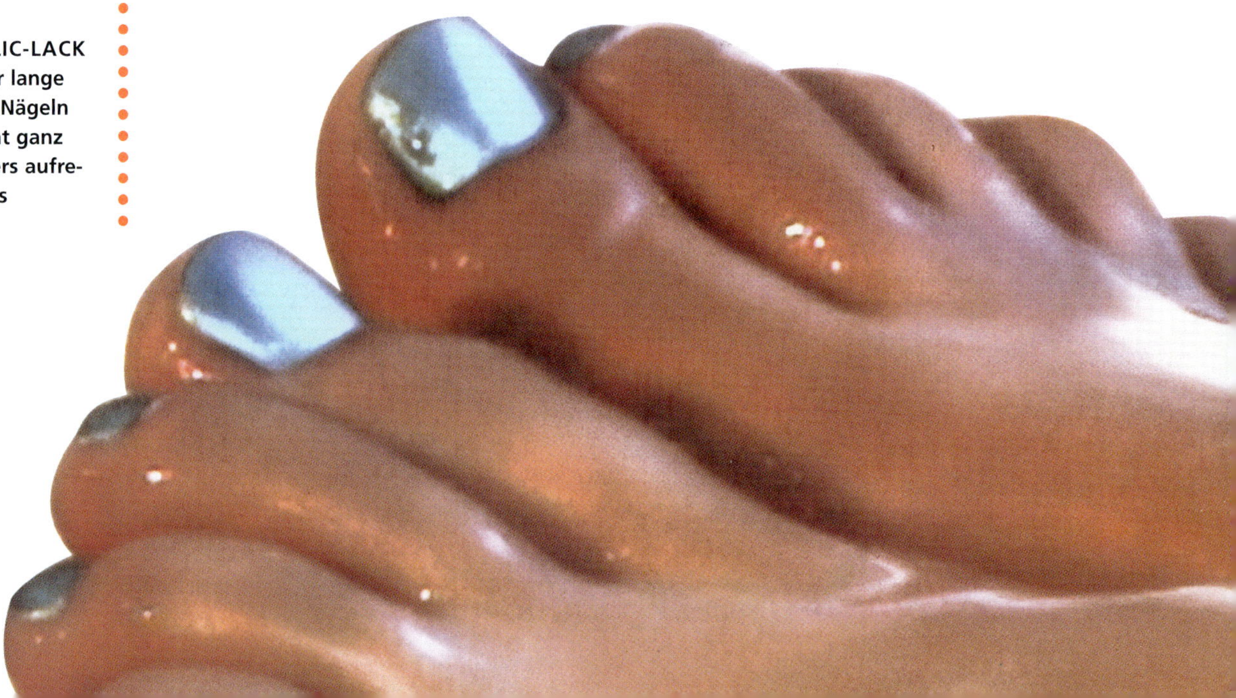

Spielen Sie mit Farbe

Heute können Sie machen was Sie wollen: Oben Neonpink, unten Grüngold oder knallrote Fingernägel mit Schneeweiß auf den Zehen kombiniert. Zur Kleidung muss der Lack schon lange nicht mehr passen, aber Goldlack zum goldenen Armreif oder Silberlack zum silbernen Zehenring sehen richtig gut aus. Wenn Sie offene Sandaletten tragen, ob mit oder ohne Strümpfe, sollten Sie den Lack auf die Farbe der Schuhe abstimmen. Zu hauchfeinen schwarzen Strümpfen wirkt schwarzer oder mitternachtsblauer Lack höchst verführerisch. Ein heißer Tipp der amerikanischen Modeexpertin Liz Smith: Wählen Sie am Abend zu Sandaletten Strümpfe oder Strumpfhosen ohne Zehen- und Fersenverstärkung. Allenfalls ist ein Strumpf mit Naht, aber ebenfalls ohne Verstärkung, erlaubt. Feilen und polieren Sie Ihre Fußnägel und Füße ganz besonders glatt, bevor Sie in die teuren Hauchfeinen schlüpfen. Verzichten Sie lieber auf Glimmerpuder und Glitzersteinchen, wenn Sie wirklich elegant wirken wollen, denn ein exquisit verhüllter Fuß mit hübsch lackierten Nägeln ist Schmuck genug.

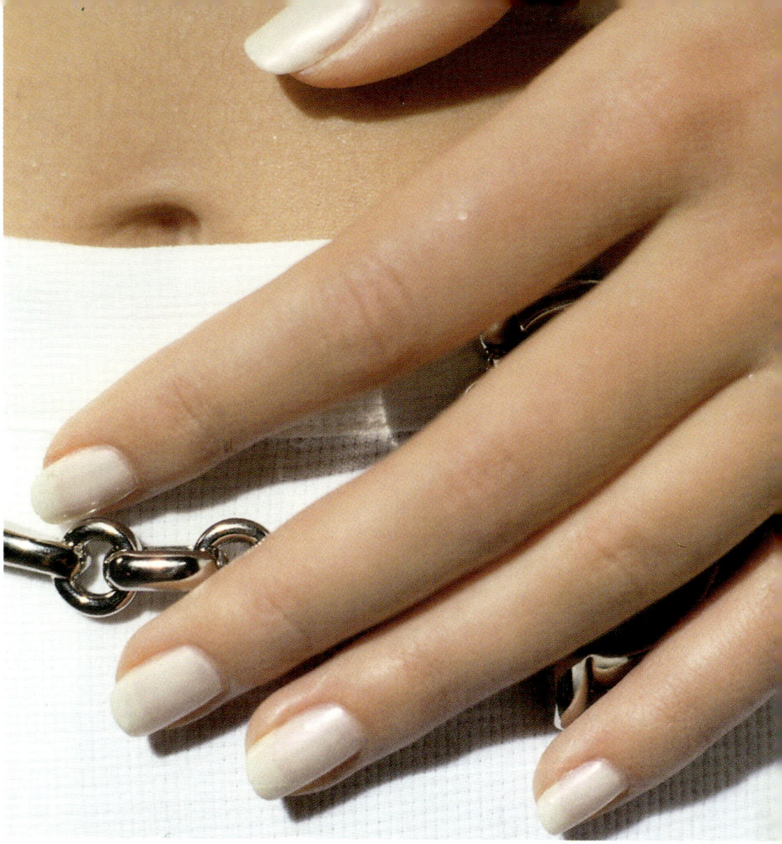

WEISSE FINGERNÄGEL zu den knalligen Fußnägeln der vorigen Seite – bunter Mix macht immer an

Für jeden Tag, für Urlaub und Strand können Sie auf den Fußnägeln ausprobieren, was auch immer Ihnen gefällt: Farben, Muster, elegante oder flippige Designs. Und weil der Lack dort so gut hält, müssen Sie auch höchstens einmal in der Woche ein wenig reparieren. Denn für die Füße gilt das Gleiche wie für die Fingernägel: Abgeblätterter Lack wirkt wenig attraktiv und schon gar nicht sexy.

ZWEIFARBIGE NÄGEL – erst hell, dann dunkel lackieren. Für eine saubere Linie French-Manicure-Schablonen benutzen

Lackieren made easy

Auf den Fußnägeln hält der Lack normalerweise länger, da er weniger strapaziert wird. Wenn Sie damit allerdings barfuß im Sand herumlaufen, ist der Glanz oft schon nach einem Tag dahin.

Pearl- und Metalliclacke haben die längste Haltbarkeit. Steinchen und Abziehbilder halten sich nur, wenn Sie offene Sandaletten tragen. Das gilt natürlich auch für Nail-Art-Kunstwerke. Aber für einen Abend kommt es immer toll an.

Nicht geeignet für die Füße ist übrigens Peel-off-Lack, weil er sich durch den Kontakt mit Strümpfen und Schuhen an den Spitzen schnell lösen würde.

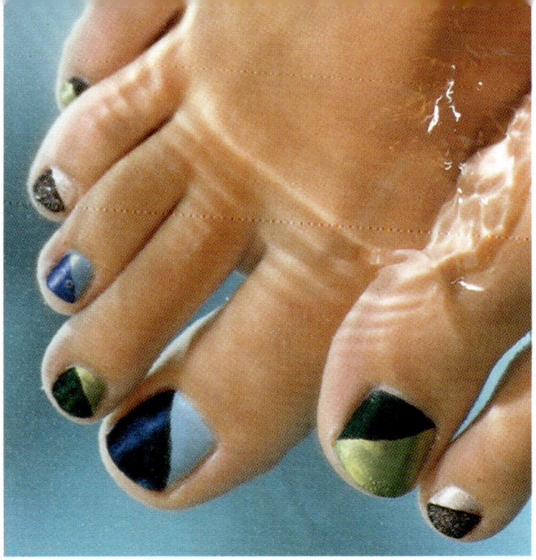

ZEHENSPREIZER aus Schaumstoff machen das Lackieren ohne Patzer leichter

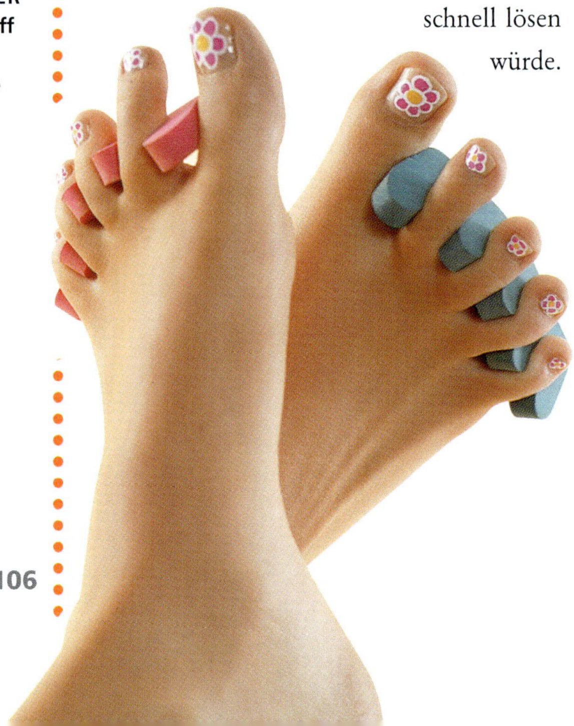

Kennen Sie die witzigen „Schaumstoffzehen", die man überall bekommt? Diese Anschaffung lohnt sich wirklich: Der Schaumstoff spreizt die Zehen auseinander, damit man sie problemlos lackieren kann. Die Schaumstoffzehen sind praktischer als ein Papiertuch und können natürlich wiederverwendet werden.

Vor dem Lackieren müssen die Nägel absolut fettfrei und trocken sein. Dunkle Verfärbungen oder starke Rillen lassen sich mit einer Polierfeile entfernen und ebnen.

Tragen Sie Unterlack oder Rillenfüller auf, dann höchstens noch zwei weitere dünne Lackschichten – wie bei den Fingernägeln. Lassen Sie jede Schicht gut durchtrocknen, denn nur dann hält der Lack auch wirklich gut.

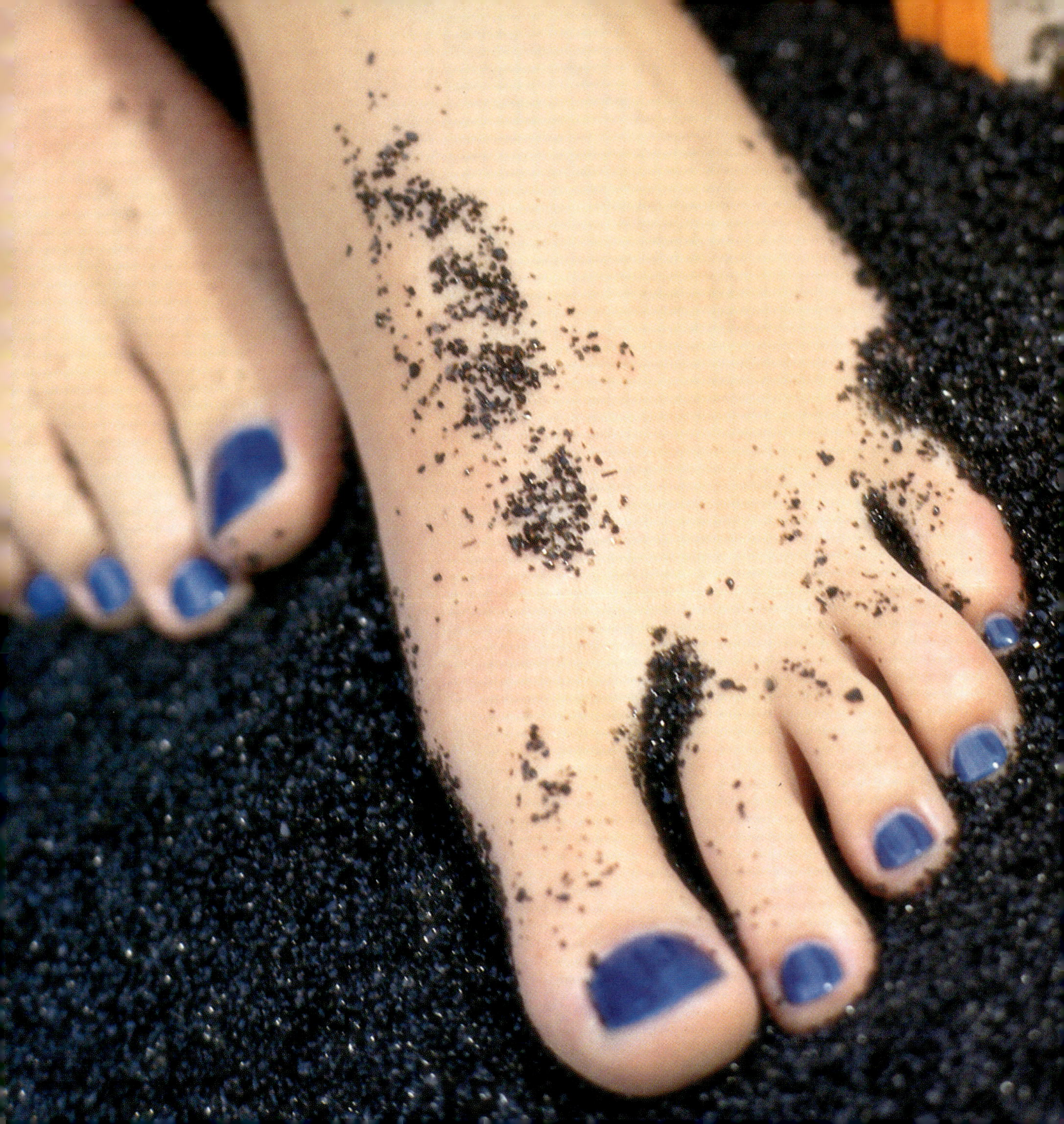

Accessoires

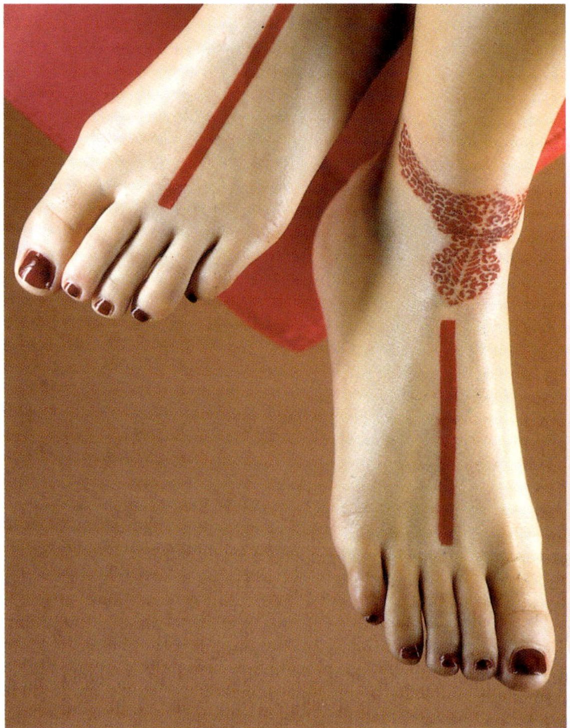

Schöne Füße kann man zeigen – und vor allem auch schmücken. Sie haben die Wahl zwischen bunter Nail Art und Henna-Tattoos, Ketten, Ringen und Schmuckklebern.

Henna-Tattoos – oftmals auch Mehndi-Malerei genannt –, haben eine lange Tradition. Diese Art der Hautverzierung kommt aus Indien, Asien und Nordafrika, soll Glück bringen und böse Geister bannen. Pop-Star Madonna hat Henna-Tattoos zu einem richtigen Kult erhoben. Die Ornamente und Zeichen werden mit Henna-Paste auf die Haut gemalt und verblassen erst nach zwei bis drei Wochen.

Fesselkettchen hatten früher etwas leicht Anrüchiges, sind aber jetzt voll im Trend. Man trägt sie in der kühleren Jahreszeit übrigens niemals über, sondern immer unter den Strümpfen. Gibt es in Modeschmuckläden.

Für Trendfüsse

Zehenringe
bekommt man meistens in Silber, mit oder ohne Stein, in Modeschmuck- oder Orient-Läden. Probieren Sie aber zu Hause aus, ob der Ring beim Laufen auch wirklich nicht stört, Blasen müssen nicht sein.

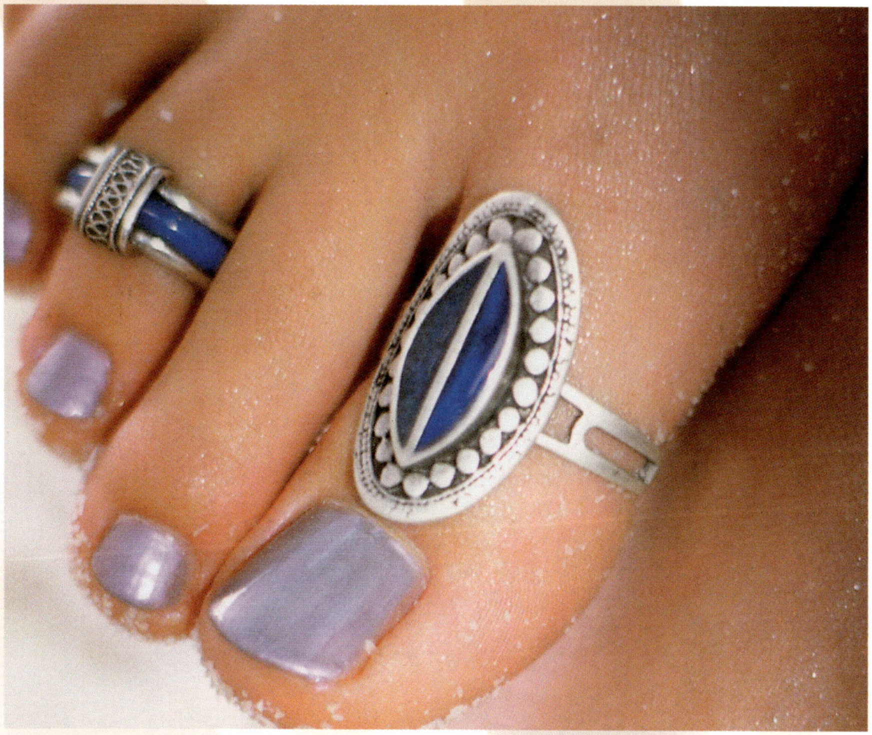

Schmuckkleber (Bindhis) sind ebenfalls aus dem Orient übernommen worden. Dort trägt man sie allerdings auf der Stirn. Sie eignen sich aber auch ganz hervorragend zum Verzieren der Zehen und Fußrücken. Die selbstklebenden farbigen Filzstückchen mit Perlen, Stickerei oder Pailletten gibt es in Modeschmuck- oder Orient-Läden.

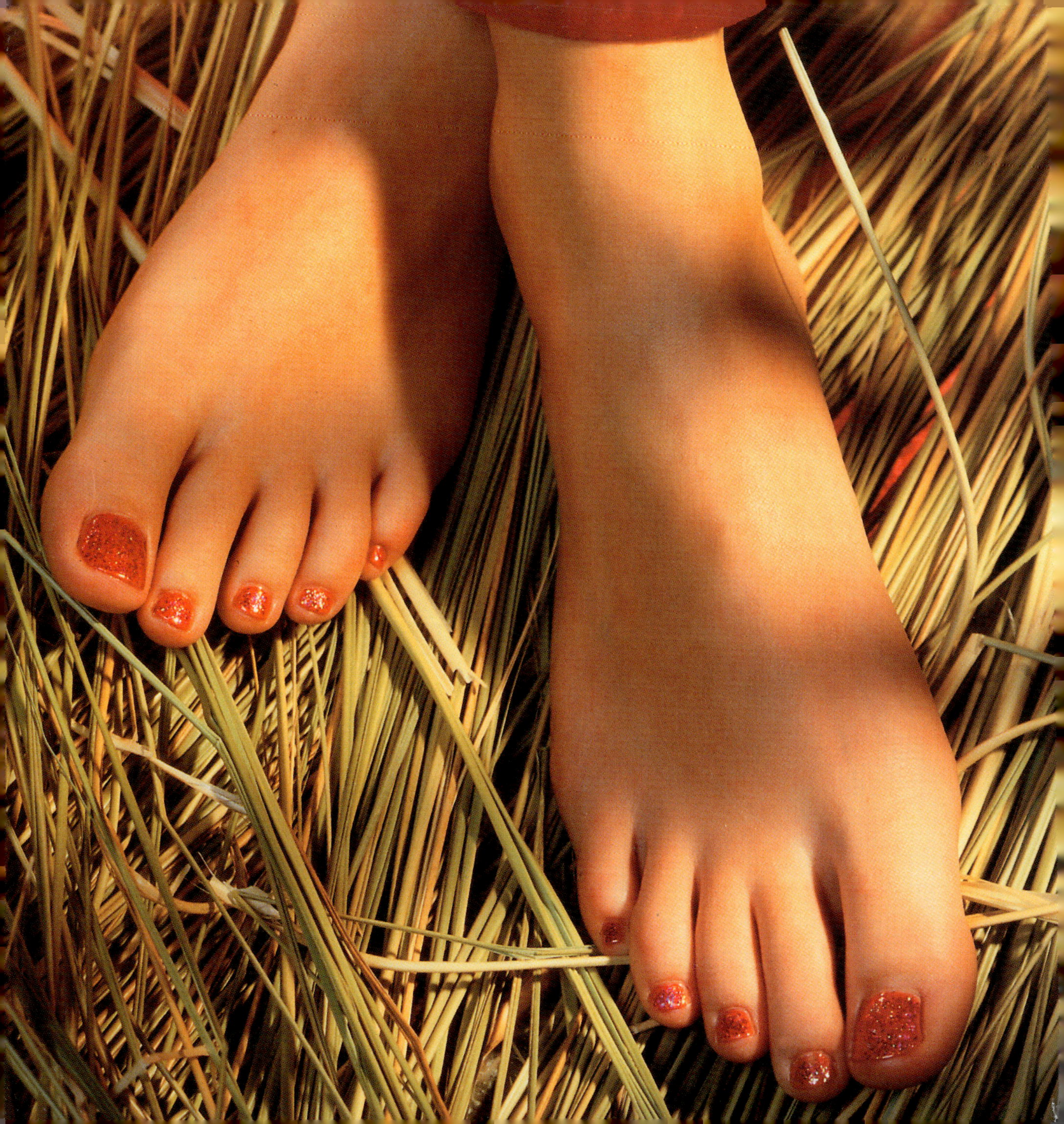

Adressen

Profi-Ausbildung und -Zubehör

alessandro GmbH Cosmetics
Hans-Böckler-Straße 3
40764 Langenfeld
Tel. 0 21 73/97 46 32
Fax 0 21 73/97 46 68

American Nails
Ileana Schnell
Cosmetics GmbH
Lerchenstraße 14
80995 München
Tel. 0 89/3 51 80 06
Fax 0 89/3 54 44 30

Light Cocept Nails
Wilde Cosmetics GmbH
Große Hub 2
65344 Eltville/Rhein
Tel. 0 61 23/7 06-0
Fax 0 61 23/7 06 15

Maha Nail M. Odenthal
Gürzenichstraße 27
50667 Köln
Tel. 02 21/92 04 90
Fax 02 21/92 49 26

Miami Nails
Am Rollwald 17a
63310 Rodgau
Tel. 0 61 06/73 36 29
Fax 0 61 06/73 36 30

Nägel zum Selbermachen

Wenn Sie die Produkte nicht in Parfümerien, Drogerien, Drogerie-Märkten und Kaufhäusern finden, wenden Sie sich direkt an die Firmen:

alessandro GmbH Cosmetics
Hans-Böckler-Straße 3
40764 Langenfeld
Tel. 0 21 73/97 46 32
Fax 0 21 73/97 46 68

Artdeco Cosmetic GmbH
Ohmstraße 12
85757 Karlsfeld
Tel. 0 81 31/3 90 01
Fax 0 81 31/3 90 11 0

Fingr´s GmbH
Am äußeren Graben 12
70439 Stuttgart
Tel. 07 11/89 56 42 60
Fax 07 11/89 56 42 66

REGISTER